PROF. DR. MICHAELA DÖLL

CHOLESTERIN IM GRIFF

MIT REZEPTEN VON REGINA RAUTENBERG

südwest

INHALT

KAPITEL 1

CHOLESTERIN – THE GOOD OR THE BAD GUY?

ALLES FETT, ODER WAS?

Fett ist nicht gleich Fett. In unserem Blut schwimmen völlig unterschiedliche Fett-Varianten herum, die sich nicht nur in der chemischen Struktur, sondern auch in der biologischen Funktion und ihrem Gesundheitswert deutlich unterscheiden. Da wäre zum einen das lebensnotwendige Cholesterin, das – rein chemisch betrachtet – kein Fett darstellt, sondern zur Gruppe der Alkohole gerechnet wird (engl. *Cholesterol*; die Endung „ol“ steht für alkoholische Gruppen). Der Name Cholesterin setzt sich aus den griechischen Wörtern *cholé* „Galle“ und *stereós* „fest, verhärtet“ zusammen. Tatsächlich hatte man den Naturstoff bereits im 18. Jahrhundert als Bestandteil von Gallensteinen identifizieren können. In den Jahren 1927 und 1928 erhielten dann zwei deutsche Chemiker den „Sterin-Nobelpreis“ für die Aufschlüsselung der Cholesterinstruktur, wobei diese Entdeckung damals noch mit Fehlern behaftet war. Erst später gelang es, die Molekülstruktur des Cholesterins korrekt zu beschreiben, und es sollte auch noch viele Jahre dauern, bis man die weitreichende Bedeutung der Substanz (z. B. für die körpereigene Produktion von Sexualhormonen) erkennen sollte.

Weitere im Blut vorkommende Fette sind die sogenannten Triglyzeride. Das sind Verbindungen aus Glyzerin und organischen Säuremolekülen, hauptsächlich Fettsäuren, jene Vertreter der „Fett-Familie“, die wir größtenteils über die Nahrung (z. B. über Wurst, Milchprodukte) aufnehmen beziehungsweise die sich unser Körper auch selbst aus dem Essen zusammenbauen kann. Chemisch betrachtet handelt es sich hier um ein Kohlenwasserstoffgerüst (Glyzerin) an dem drei Fettsäuren hängen. Man bezeichnete sie früher auch als „Neutralfette“. Unser Körper benötigt die Triglyzeride als Energiereserven, wobei das Fettgewebe als Speicherort dient. Die beim Abbau der Triglyzeride frei werdenden Fettsäuren sind aber nicht nur als Treibstoff für Stoffwechselprozesse wichtig, sie dienen auch als Basismaterial für zahlreiche Biomoleküle (z. B. Hormone, Immunbotenstoffe).

Und dann wären da noch die Phospholipide, die in einer geringeren Menge im Körper vorkommen als das Cholesterin und die Triglyzeride. Phospholipide sind Blutfette, die einen Hauptbestandteil der menschlichen Zellmembranen ausmachen. Die Membran der roten Blutkörperchen beispielsweise besteht fast zur Hälfte aus Phospholipiden. Ihre Molekülstruktur weist einen Phosphorsäure-Rest auf, was sich im Namen widerspiegelt. Diese Blutfette sind für die Struktur und die Eigenschaften der Zellhüllen von wesentlicher Bedeutung. Aber nicht nur das: Sie sind auch für den Stoffaustausch von Zelle zu Zelle mitverantwortlich und wichtig für die Gehirnleistung und die Immunantwort. Ein sehr bekanntes Phospholipid ist das Phosphatidylcholin, auch unter dem Namen Lecithin geläufig. Es wird außerdem als „Nervennahrung" bezeichnet, weil es einen positiven Einfluss auf die Nerven- und Gehirnfunktionen hat.

OHNE INTAKTE ZELLMEMBRANEN IST KEIN LEBEN MÖGLICH

Cholesterin ist lebensnotwendig und damit für unsere Gesundheit unverzichtbar, der fettähnliche Stoff hat in unserem Organismus eine ganze Reihe wichtiger Funktionen inne. So ist diese natürlich vorkommende Substanz beispielsweise Bestandteil unserer Zellhüllen, die das empfindliche Innenleben unserer Zellen schützen. Unser Körper ist aus etwa 100 Billionen Zellen aufgebaut. Der menschliche Organismus umfasst mehrere Hundert verschiedene Zell- und Gewebetypen. Dabei ist das Bauprinzip der biologischen Zellmembranen in den Organen – trotz ihrer unterschiedlichen Aufgaben – grundlegend gleich: Die eine Hälfte der Membranen besteht aus Fetten, die andere aus Proteinen. Intakte Zellmembranen sind für die Stoffwechselleistungen unseres Körpers wichtig, denn die fluiden, beweglichen Hüllen schützen nicht nur das empfindliche Zellinnere, sondern kontrollieren auch den Informations- und Stoffaustausch von Zelle zu Zelle. Damit sind Zellmembranen unter anderem auch an der Steuerung des Zellwachstums mitbeteiligt. Diese kleinsten Einheiten unserer Organe und Gewebe – und damit auch ihre Hüllen – werden ständig erneuert. Bei einem Erwachsenen sterben pro Sekunde (!) etwa 50 Millionen Zellen ab, die es sukzessive zu ersetzen gilt. Cholesterin ist als strukturgebende Komponente der Zellhüllen unverzichtbar.

CHOLESTERIN SORGT FÜR DEN „FLOW" IM GEHIRN

Greifen wir einmal speziell die Nervenzellen heraus. Davon gehen uns täglich etwa 100 000 verloren, die ebenfalls ersetzt werden müssen. Dafür benötigen wir den Membranbaustoff Cholesterin, es wird für die Umwandlung von Stammzellen in Nervenzellen benötigt. Außerdem spielt das Cholesterin eine wichtige Rolle bei der Neubildung von Synapsen (neuronale Verknüpfungen), doch damit längst nicht genug: Wir benötigen den wasserabweisenden fettähnlichen Stoff auch zur Bildung wichtiger Neurosteroide, die im Gehirnstoffwechsel regulierende Aufgaben übernehmen. Diese „Nervenhormone" sind für unsere Gehirnleistung und unsere Psyche von wesentlicher Bedeutung. Weil das Cholesterin die Blut-Hirn-Schranke nicht überwinden kann, wird es im Gehirn selbst vom Stützgewebe der Nervenzellen (Gliazellen) und den Nervenzellen hergestellt. Etwa ein Viertel des gesamten Körperbestandes sitzt in unserem „Oberstübchen". Und etwa 10 bis 20 Prozent der gesamten Gehirnsubstanz bestehen aus Cholesterin – das sind etwa 35 bis 40 Gramm. Die hirneigene Cholesterin-Synthese geht zwar langsam vonstatten, dafür ist aber auch der Abbau des gewonnenen „Schmiermittels" verlangsamt: Seine Halbwertszeit – also diejenige Zeitspanne, innerhalb derer die Hälfte eines Stoffs abgebaut ist – liegt bei fünf Jahren.

HORMONGLÜCK – NICHT OHNE CHOLESTERIN

Hormone sind Botenstoffe, die im System des körpereigenen Stoffwechsels die Rolle der Informanten und „Antreiber“ übernehmen. Tatsächlich befeuern sie täglich die zahlreichen Stoffwechselreaktionen, die unseren menschlichen Körper so einzigartig machen: So kommt ihnen beispielsweise eine wichtige Rolle bei der Entwicklung der Sexualorgane zu, bei der Kohlenhydratverwertung wie auch beim Umgang mit Stress, darüber hinaus sind sie unter anderem wichtig für die Funktion der Schilddrüse. Ohne diese Biomoleküle können die verschiedenen Abläufe in unserem Organismus nicht stattfinden. Interessanterweise spielt das Cholesterin auch im „Hormon-Konzert“ mit: Die weiblichen Hormone – die Estrogene und Gestagene – werden aus Cholesterin gebildet. Und diese Frauenhormone sorgen beispielsweise dafür, dass unsere Regelblutung einsetzt und dass wir an bestimmten Tagen fruchtbar sind und sich das befruchtete Ei dann in der Gebärmutterschleimhaut einnisten kann, wodurch eine Schwangerschaft letztlich überhaupt erst möglich wird. Estrogene sind darüber hinaus für die Psyche wichtig. Sie schützen unsere Blutgefäße und sorgen für ein schönes Hautbild. Testosteron ist das wichtigste männliche Sexualhormon und für die Ausprägung der männlichen Geschlechtshormone notwendig. Es hat zahlreiche Funktionen: So sorgt es unter anderem für den Stimmbruch und die vermehrte Behaarung bei heranwachsenden männlichen Jugendlichen. Außerdem ist das Männerhormon wichtig für die Gesunderhaltung der Knochen und Muskeln, für die Blutbildung und die Libido. Auch am Fettstoffwechsel ist das Testosteron beteiligt. Cholesterin ist die Substanz, aus der – über einen komplizierten enzymatischen Umwandlungsprozess – Testosteron gebildet wird. Dafür nutzt der Körper das Cholesterin aus dem Blut, oder er produziert das fettartige Molekül sogar neu in den Hoden, um daraus dann Testosteron herstellen zu können.

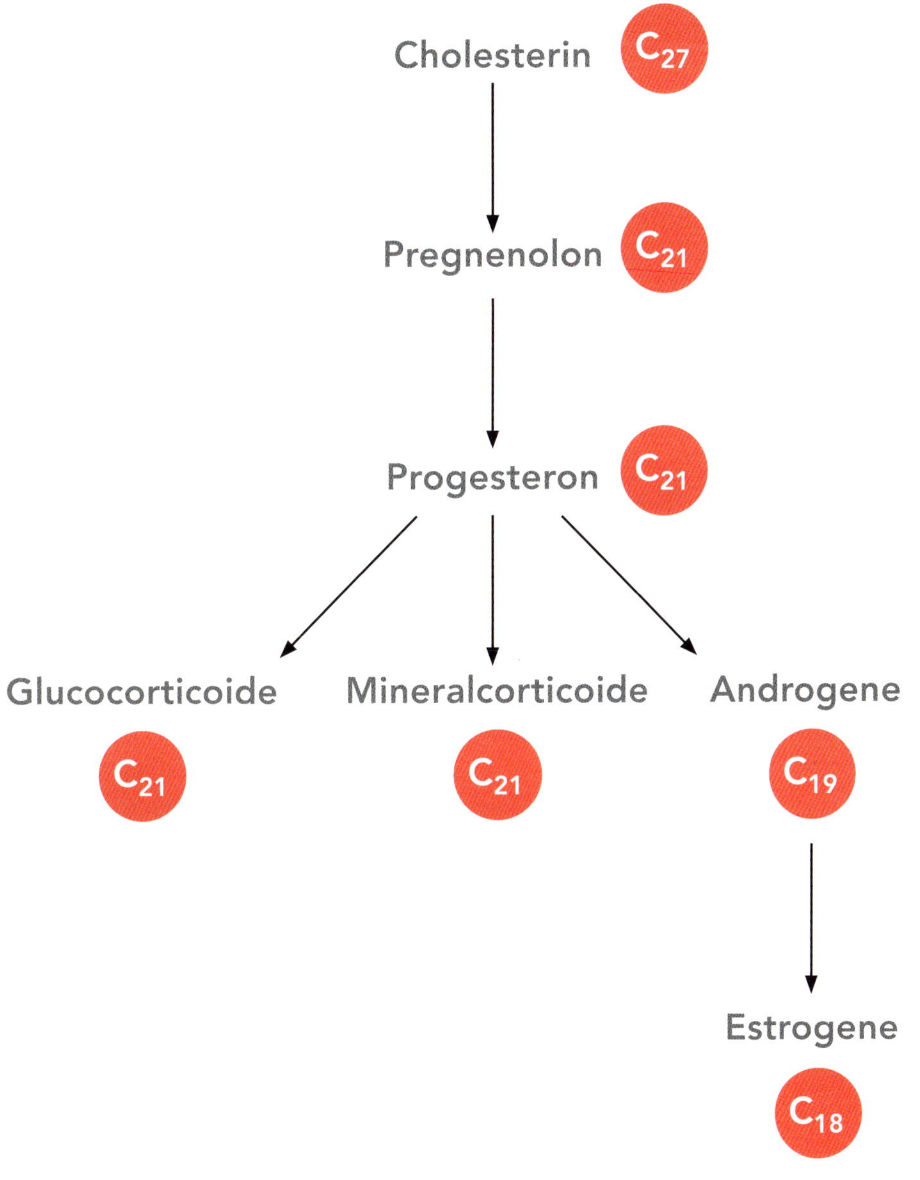

Cholesterin – der „Stoff" aus dem die Hormone gebildet werden

STRESS- UND SALZHORMONE DANK CHOLESTERIN

Hier ist auch noch die Beteiligung des Cholesterins an der Herstellung von Stresshormonen wie des Nebennierenrindenhormons Cortisol zu erwähnen. Dieses Steroidhormon benötigen wir nicht nur für die Anpassung an schwierige, stressige Situationen, es übernimmt vielmehr auch noch wichtige regulatorische Aufgaben im Fett-, Kohlenhydrat- und Eiweißstoffwechsel. Das lebensnotwendige Biomolekül ist an der Regulation des Blutdrucks und des Kalziumgehalts in den Knochen beteiligt und besitzt entzündungshemmende und immundämpfende Eigenschaften.

Somit ist Cholesterin als Vorstufe der genannten Hormone und für die dadurch möglichen Stoffwechselreaktionen unverzichtbar. Aber damit sind die Aufgaben des Cholesterins noch lange nicht ausgeschöpft: Es ist auch der Ausgangsstoff für die körpereigene Produktion des Hormons Aldosteron. Dieses wird, ebenso wie das Cortisol, in der Nebennierenrinde gebildet. Da das Hormon den Natrium- und Kaliumhaushalt beeinflusst, wird es auch als „Salzhormon" bezeichnet. Es hält Wasser und Natrium in den Nieren zurück und ist für den Flüssigkeitshaushalt des Körpers mitverantwortlich. Es hat aber auch Anteil an der Regulation des Blutdrucks, denn im Zuge des „Einbehalts" von Natrium wird vermehrt Kalium ausgeschieden. Das Flüssigkeitsvolumen in den Blutgefäßen nimmt zu, und der Blutdruck steigt an. In diesem komplizierten Regelmechanismus spielt das Aldosteron eine wichtige Rolle – und ohne Cholesterin kein Aldosteron.

FETTMONSTER WERDEN ENTSORGT

Wir alle möchten, dass es mit unserer Fettverdauung gut klappt – schließlich ist kaum jemand an der Einlagerung überschüssiger Pfunde interessiert. Auch hier mischt das Cholesterin wieder mit: In der Leber kann Cholesterin in Gallensäuren umgewandelt werden, und diese werden in der Galle als Salze zwischengelagert. Wenn wir fetthaltige Mahlzeiten verzehrt haben, dann werden die Gallensäuren in den Darm gepumpt, wo sie sich begierig auf die dort ankommenden Fetttropfen stürzen und diese in kleine Tröpfchen (Emulsion) zerlegen. Damit haben es die fettspaltenden Enzyme bei der weiteren Verarbeitung der „Fettmonster" leichter. Auf diesem Weg, über die Umwandlung in Gallensäuren, kann überschüssiges Cholesterin auch entsorgt werden. Übrigens: Gallensteine können unter anderem entstehen, wenn das Verhältnis zwischen Gallensäuren und Cholesterin in der Gallenblase aus dem Gleichgewicht gerät und Cholesterin ausfällt. Man spricht in diesem Fall auch von „Cholesterinsteinen". Es muss aber nicht immer das Cholesterin als Übeltäter dahinterstecken, auch der Leberfarbstoff Bilirubin kann ursächlich an der Bildung von Gallensteinen beteiligt sein („Pigmentsteine").

HER MIT DEM VITAMIN D!

Zu keinem Mikronährstoff ist in den vergangenen Jahren so viel geforscht und veröffentlicht worden wie zum Vitamin D. Das Sonnenvitamin wird unter dem Einfluss von UV-Strahlen in den oberen Schichten der Haut gebildet – aus Cholesterin. Das heißt, auch zur Herstellung des für uns so wichtigen Vitamin D benötigen wir Cholesterin als Quelle. Vitamin D ist für die Knochengesundheit unverzichtbar, denn das Supervitamin ist am Einbau von Kalzium (mit)beteiligt und bremst den Abbau der Knochenmasse. Es stärkt die Muskelkraft und somit auch den Herzmuskel. Zudem ist das fettlösliche Vitamin an der Blutbildung beteiligt und unterstützt das Immunsystem – laut Hinweisen aus wissenschaftlichen Studien – im Kampf gegen Tumorzellen. Es ist auch ein Vitalstoff, dessen positive Wirkung auf die Stimmung und die Psyche belegt ist. Interessanterweise wurde 2017 auch eine wissenschaftliche Studie veröffentlicht, die auf eine Verbesserung des Verhältniswerts vom Gesamt- zum „guten" Cholesterin schließen lassen. Die Autoren der Studie kommen zu dem Schluss, dass bei einem Menschen mit bestehenden Fettstoffwechselstörungen der Vitamin-D-Gehalt im Blut untersucht und ein Mangel ausgeschlossen werden sollte. Mit zunehmendem Alter verliert sich leider die Fähigkeit des Körpers, Vitamin D zu bilden. Es empfiehlt sich, den Blutspiegel des Vitamin D von Zeit zu Zeit (Arzt) bestimmen zu lassen und gegebenenfalls diesen Mikronährstoff „von außen" zuzuführen, um einen bestehenden Mangel zu beheben beziehungsweise diesem vorzubeugen.

VERZICHT BEWIRKT EINE HÖHERE KÖRPEREIGENE CHOLESTERINPRODUKTION

Da das Cholesterin dermaßen viele wichtige Aufgaben im Körper übernehmen muss, hat die Natur vorgesorgt und den Cholesterinhaushalt sorgfältig geregelt. Etwa drei Viertel des im Körper vorhandenen Cholesterins werden hauptsächlich in der Leber, aber auch in der Darmschleimhaut gebildet. Das sind täglich im Durchschnitt etwa 500 bis 700 mg (bis zu 2 Gramm!). Doch nur etwa ein Viertel des Cholesterinbestands gelangt über fettreiche Nahrung in den Körper. Was bringt es also, wenn man auf Butter, Hühnerei und Co. verzichtet? Wenig, denn je geringer der Cholesteringehalt der Nahrung ist, desto mehr drückt die Leber auf die „Tube“ und erhöht die dort stattfindende Cholesterinproduktion. Je mehr Cholesterin wir dagegen über die Nahrung aufnehmen, umso mehr wird die körpereigene Herstellung gedrosselt. Ein ausgeklügeltes System mithilfe dessen der Organismus sicherstellen möchte, dass ihm stets eine ausreichende Menge dieses lebensnotwendigen Stoffs zur Verfügung steht. Das Nahrungs-Cholesterin hat somit kaum einen Einfluss auf den Cholesterinspiegel im Blut.

Fett schwimmt oben – wie soll es dann zu den Organen kommen?

Sie mögen sich nicht – Fett und Wasser, was an der unterschiedlichen Polarität der beiden Moleküle liegt. Unser Blut besteht aus dem wässrigen Blutplasma, in welches die festen Bestandteile (rote, weiße Blutkörperchen, Blutplättchen) eingebettet sind. Das Blutplasma selbst, welches etwa die Hälfte des Blutes ausmacht, besteht zu 90 bis 95 Prozent aus Wasser. Damit ist der wässrige Anteil im Blut recht hoch. Wie wir wissen, schwimmt Fett „oben“, es verteilt sich in wässrigen Flüssigkeiten nicht freiwillig. Hier hat sich die Natur etwas einfallen lassen, weil das Fett mit dem Blutstrom im Körper verteilt werden muss. Denn alle Gewebe und Organe benötigen Fett, z. B. als Energiequelle und Baustoff. Und schließlich bauen die inneren Organe auch einen „Schutzwall aus Fett“ um sich, und unsere Haut macht daraus eine Isolierschicht, mit der sie sich gegen Wärmeverluste schützt. Damit die Fette vom Blut als Transportmolekül „akzeptiert“ werden, ist es notwendig, sie mit Bausteinen zu vergesellschaften, die sich im wässrigen Blutmedium problemlos lösen und sich im Blutstrom gleichmäßig verteilen. Hier kommen die Proteine ins Spiel, denn sie vertragen sich mit Wasser sehr gut.

KAPITEL 2

CHOLESTERIN IST NICHT GLEICH CHOLESTERIN

WAS HEISST HIER „GUT“ UND „SCHLECHT“?

Zur Verteilung im Körper wird das Cholesterin im Blut zusammen mit Eiweiß in winzig kleine Kügelchen verpackt, die einen Durchmesser von nur etwa 10 bis 20 Nanometern haben. Sie werden als „Lipoproteine“ bezeichnet, denn sie bestehen aus einer Mischung von Fett (Lipiden) und Eiweißen (Proteinen). Diese Lipoproteine lassen sich nach ihrer Dichte und den damit zusammenhängenden physikalischen Eigenschaften weiter unterscheiden („spezifizieren“).

Die bekanntesten Bezeichnungen, die Sie sicherlich kennen, sind die LDL-Partikel (LDL-Cholesterin) und die HDL-Partikel (HDL-Cholesterin). LDL steht für „Low Density Lipoprotein“, die Bezeichnung besagt, dass es sich hierbei um ein Fett-Eiweiß-Gemisch von geringer Dichte handelt. Diese Sorte von Kügelchen transportieren vor allem Cholesterin, aber auch andere Blutfette aus der Leber zu den Körperzellen. Die HDL-Partikel sind analog „High Density Lipoproteins“, also Fett-Eiweiß-Kügelchen mit hoher Dichte. Sie werden in der Leber, aber auch in den Wänden von Blutgefäßen zusammengebaut. Die HDL-Lipoproteine haben die Aufgabe, überschüssiges Cholesterin aus dem Blut zu fischen und zur Leber zurückzutransportieren, wo dieses Cholesterin zu Gallensäuren umgebaut und entsorgt werden kann. Daher spricht man beim HDL-Cholesterin auch vom „guten“ Cholesterin, während beim LDL-Cholesterin vom „schlechten“ Cholesterin die Rede ist, denn die LDL-Fraktion kann sich – wenn im Überschuss vorhanden – an den Wänden der Blutgefäße ablagern, sie steht im Verdacht, die gefürchtete Atherosklerose zu begünstigen.

Darüber hinaus gibt es noch Lipoproteinkügelchen, die als VLDL („Very Low Density Lipoproteins“) bezeichnet werden. Diese Partikel sind durch eine sehr niedrige Dichte gekennzeichnet, sie schleusen vor allem Triglyzeride, aber auch Cholesterin und andere Blutfette (z. B. Phospholipide) aus der Leber zu den Geweben hin. Auf ihrem Weg durch die Blutbahn verwandeln sie sich durch Abspaltung von Fettsäuren in IDL- („Intermediate Density Lipoproteins“) und schließlich in die LDL-Partikel. Für den Transport des Cholesterins im Blut sind also hauptsächlich die LDL- und die HDL-Lipoproteine zuständig.

OXIDIERTES CHOLESTERIN ALS EIGENTLICHER ÜBELTÄTER

Dann gibt es da noch eine völlig andere „Sorte“ von Cholesterin, die im Allgemeinen nicht im Fokus der ärztlichen Untersuchungen steht, aber dennoch eine wichtige Größe bei der Betrachtung von Herz-Kreislauf-Erkrankungen darstellt: Gemeint ist der Anteil an oxidiertem Cholesterin. Woher stammt dies denn nun? In diesem Zusammenhang kommen wir auf die „freien Radikale“ zu sprechen, jene kleinen Teilchen (es handelt sich um instabile und daher hochgradig aggressive Moleküle, Ionen oder Atome), die – ohne unser Dazutun – ständig im körpereigenen Stoffwechsel als „Zwischenprodukte“ entstehen, etwa durch Entzündungen. Sie können aber auch durch Umweltgifte oder Genussmittel sowie unter Stress und sportlicher Aktivität in unseren Geweben vermehrt gebildet werden. Freie Radikale reagieren blitzschnell mit Fetten, Proteinen und mit unserem Erbgut im Zellkern. Sie oxidieren dabei die wichtigen Biomoleküle (ähnlich dem Rostvorgang bei Eisen) und schädigen diese dadurch oder machen sie funktionsunfähig. Daher spricht man auch von „oxidativem Stress“. Glücklicherweise sind wir diesen Angreifern nicht wehrlos ausgesetzt, sondern können uns mithilfe sogenannter Antioxidantien („Radikalfänger“) verteidigen. Diese sitzen in unseren Körperzellen z. B. als antioxidativ wirksame Enzyme (unter anderem Superoxiddismutasa, Glutathionperoxidase) verteilt in der Abwehr oder befinden sich in unserem Blut, weil wir sie mit unserer Nahrung zugeführt haben. Zu diesen antioxidativ wirksamen Nährstoffen gehören beispielsweise die Vitamine C und E, Coenzym Q10, Alpha-Liponsäure – und vor allem die Polyphenole, eine Gruppe interessanter sekundärer Pflanzenstoffe, die wir etwa in Beerenfrüchten, Gewürzpflanzen (z. B. Ingwer, Gelbwurz/Kurkuma), in den Kernen roter Trauben (OPC, „Resveratrol") und in diversen Gemüsesorten finden. Wenn unsere Verteidigungslinien gegen freie Radikale schwach ausgebildet sind oder wir überhaupt zu viele dieser aggressiven Winzlinge im Körper bilden, dann wird es für Fette und Co. eng. Dabei kann Cholesterin oxidiert werden und als oxidiertes LDL in den Blutgefäßen sein Unwesen treiben. (Dazu später mehr.) Übrigens lässt sich der Anteil an oxidiertem Cholesterin im Blut ebenfalls nachweisen. Solche Messungen sind bisher eher unüblich, aber einige Therapeuten, die sich in diesem Bereich kundig gemacht haben, empfehlen – bei entsprechender Problemstellung – für ihre Patienten durchaus solche Messungen.

SPEZIALFALL LIPOPROTEIN(A) – HIER KOMMT DAS ERBGUT INS SPIEL

Eine besondere Form von Fetttransportmolekül ist das Lipoprotein(a) kurz Lp(a), das mit besonderen Eiweißketten (Apolipoprotein) kombiniert ist. Dieses „Fett-Taxi" fördert die Bildung von Blutgerinnseln (Thrombose) und auch die Verengung der Blutgefäße durch Ablagerungen. Mit diesen Kügelchen ist also nicht zu spaßen! Da der Lipoprotein(a)-Spiegel jedes einzelnen Menschen zum Großteil erblich bedingt ist, lässt sich der Wert mithilfe einer speziellen Ernährung oder auch durch mehr Bewegung nicht beeinflussen. Allerdings hat man festgestellt, dass die weiblichen Hormone bei Frauen offenbar doch gewisse Auswirkungen darauf haben. Jedenfalls kommt es vor, dass das Lipoprotein im Gefolge der ausbleibenden Periode (Menopause) ansteigt. Der Lp(a)-Wert im Blut sollte vor allen Dingen dann bestimmt werden, wenn Familienangehörige unter Fettstoffwechselstörungen leiden oder bereits früh Herz-Kreislauf-Erkrankungen entwickeln. Auch wenn es Hinweise auf eine früh auftretende Atherosklerose gibt, sollte der Lp(a)-Spiegel gemessen werden. Da man den Wert an sich medikamentös nicht beeinflussen kann, ist es wichtig, auf andere Herz-Kreislauf-Risikofaktoren (z. B. Bluthochdruck, Diabetes mellitus) zu achten und diese „im Griff zu behalten". Es besteht allerdings die Möglichkeit, das Lp(a) durch eine Blutwäsche (Lipapherese) aus dem Blut herauszufiltern. Dabei wird das Blut – wie bei der Dialyse – außerhalb des Körpers von Fetten (Cholesterin, Triglyzeride, Lp(a)) gereinigt und wieder in den Körper zurückgeführt.

AUCH AUF DIE TRIGLYZERIDE IST ZU ACHTEN

Früher hießen sie „Neutralfette", weil an ihren Molekülen keine Ladungen – weder positive noch negative – sitzen. Etwa 90 Prozent der in unseren Lebensmitteln vorkommenden Fette sind den Triglyzeriden zuzuordnen. Sie stecken in der Wurst, in Butter, in pflanzlichen Ölen, in fetten Soßen und in vielem mehr. Sie können im Körper aber auch durch den Konsum von Weißmehl, Zucker und Alkohol entstehen. Im Darm werden die Triglyzeride zerlegt, wieder neu zusammengebaut und in die Leber befördert, von wo aus sie ins Blut abgegeben werden. An die Lipoproteine gebunden, schwimmen sie durch unser Blut und lassen sich beispielsweise als „Hüftgold" und „Speckröllchen" im Fettgewebe nieder. Grundsätzlich benötigt unser Körper auch diese Form von Fetten, denn sie stellen wichtige Energiespeicher dar und bilden eine schützende Isolierschicht um unsere inneren Organe. Auch unser Unterhautfettgewebe ist mit Triglyzeriden aufgefüllt, um uns vor Kälte zu schützen. Ein Zuviel an diesen kleinen Fettmonstern ist allerdings ungesund: Die triglyzeridlastigen Fettpölsterchen stehen im Verdacht, Entzündungen in den Blutgefäßen zu begünstigen und an der Entstehung von Herz-Kreislauf-Erkrankungen mitbeteiligt zu sein. Sie können auch bei Fettstoffwechselstörungen eine Rolle spielen. Durch erhöhte Triglyzeride wird häufig der Wert des „guten“ HDL-Cholesterins nach unten gedrückt, zudem können sie unter anderem Bauchspeicheldrüsen-Entzündungen und die Ausbildung einer Fettleber begünstigen.

FETT IM GETRIEBE – FETTSTOFFWECHSELSTÖRUNGEN

Von einer „Fettstoffwechselstörung“ spricht man, wenn sich durch eine Verlangsamung, Überlastung oder Fehlregulierung des Fettstoffwechsels die Blutfettwerte erhöhen. Dies kann erbliche Ursachen haben, dann ist von „primären Fettstoffwechselstörungen“ die Rede. Es können die Cholesterin(LDL-, Gesamt)werte oder die Triglyzeridwerte erhöht sein, es gibt allerdings auch kombinierte Formen. Die Ursache hierfür sind Gendefekte (z. B. am LDL-Rezeptor), die vererbbar sind. Die „sekundäre Fettstoffwechselstörung“ wird durch bestimmte Erkrankungen begünstigt. Hier kommen etwa ein bestehender Bluthochdruck, Diabetes mellitus und/oder Übergewicht infrage. Im Fall von Übergewicht oder auch einem bestehenden Diabetes mellitus sind die Triglyzeridwerte häufig erhöht, und zugleich ist (möglicherweise) auch die Menge an HDL-Cholesterin vermindert. Gallensteine können den Abfluss der Gallenflüssigkeit hemmen, die Galle staut sich, in der Folge kann das Cholesterin nicht verstoffwechselt werden und reichert sich im Blut an. Aber auch Schilddrüsen-, Bauchspeicheldrüsen-, Leber- und Nierenerkrankungen können die Entstehung von sekundären Fettstoffwechselstörungen fördern. Bei chronischen Nierenkrankheiten (z. B. Niereninsuffizienz) sind oft erhöhte LDL-, Gesamt-Cholesterin- und Triglyzeridwerte zu beobachten, bei gleichzeitig vorliegendem vermindertem HDL-Cholesterin. In diesem Fall werden über die Niere unter anderem auch vermehrt Enzyme ausgeschieden, die für den Abbau des Cholesterins wichtig sind. Ergebnis: Cholesterin (LDL-, Gesamt-) häuft sich im Blut an. Auch Alkohol oder Medikamente (z. B. Entwässerungsmittel, Antibabypille, Cortison) sind hier – neben anderen – als Verursacher bekannt. Und schließlich kann auch eine hohe Aufnahme von leichtverfügbaren Kohlenhydraten (Glukose, Fruktose) eine

Mögliche Ursachen für Fettstoffwechselstörungen

PRIMÄRE FETTSTOFFWECHSELSTÖRUNGEN
Genetisch bedingt
SEKUNDÄRE FETTSTOFFWECHSELSTÖRUNGEN
Übergewicht, Adipositas
Gallenstauung
Diabetes mellitus Typ 2
Schilddrüsenunterfunktion
Leber- und Nierenerkrankungen
Bauchspeicheldrüsenerkrankungen
Magersucht
Alkoholmissbrauch
Stress
Bewegungsmangel
Medikamente (Kortison, Wassertabletten, Antibabypille, blutdrucksenkende Mittel)

Fettstoffwechselstörung mitherbeiführen. Auch Stress und mangelnde Bewegung kommen als Auslöser infrage (siehe die Tabelle). Unter Stress werden vermehrt Stresshormone (Adrenalin, Noradrenalin, Cortisol) gebildet, diese wiederum tragen zur vermehrten Freisetzung von Fettsäuren aus Fetten bei, die in der Leber zu Triglyzeriden zusammengesetzt werden. Darüber hinaus wird durch Stress die körpereigene Cholesterinsynthese befeuert.

Fettstoffwechselstörungen verursachen keine Schmerzen

Störungen des Fettstoffwechsels verlaufen häufig über lange Zeiträume ohne äußerliche Auffälligkeiten. Bei der primären Form (Cholesterinstoffwechsel) können sich allerdings durch Fetteinlagerungen Veränderungen in der Haut oder am Auge zeigen. Es kann zur Bildung knötchenartiger gelblicher Gebilde (Xanthome) kommen, die in der Haut und/oder an den Sehnen sitzen. Auch am Ellenbogengelenk, an den Händen oder in der Gesäßfalte können derlei Ablagerungen und die damit verbundenen Xanthome auftreten. Am Auge, vor allem an Unter- und Oberlid oder am inneren Augenwinkel, zeigen sich möglicherweise flächige oder knötchenartige Ablagerungen, die oftmals wie kleine Narben wirken. Am Rand der Hornhaut können gräulichfarbene, trübe Ringe erscheinen, die vor allem bei jüngeren Menschen möglicherweise auf eine Störung des Cholesterinstoffwechsels hindeuten. Liegt eine Störung des Triglyzeridstoffwechsels vor, dann kann das unter anderem mit Durchblutungsstörungen und Atemnot einhergehen. Bei länger bestehenden Triglyzerid-Fettstoffwechselstörungen kann sich auch die Bauchspeicheldrüse entzünden und/oder sich eine Fettleber bilden.

KAPITEL 3

LABOR-TOHUWABOHU UND GRENZWERTE

NORMWERTE SIND RELATIV

Nahezu jeder von uns hat beim Arzt schon einmal eine Blutentnahme „über sich ergehen lassen“ müssen. Während Ärzte früher ausschließlich auf die in ihrer Praxis verfügbaren Hilfsmittel (z. B. das Stethoskop zum Abhören der Herz- oder Lungengeräusche) angewiesen waren, hat sich in den vergangenen Jahrzehnten eine umfassende Labordiagnostik entwickelt, die auch aus dem Alltag der Allgemeinmediziner kaum mehr wegzudenken ist. Analysen des Blutes, Urins und sonstiger Körperflüssigkeiten liefern dem Behandler Informationen, die den Gesundheitszustand seines Patienten genauer beleuchten und gegebenenfalls auch auf einen Therapieerfolg oder das Ausbleiben eines solchen hindeuten. Norm- und Referenzwerte dienen hier allgemein als Hinweise für die Beurteilung. Diese Werte ergeben sich durch Reihenuntersuchungen, wonach etwa 95 Prozent der teilnehmenden Personen mit einem bestimmten zu untersuchenden Blutwert noch als gesund gelten. Folglich weist jeder 20. Teilnehmer einer solchen Gruppe für die diversen Blutparameter Werte außerhalb des ermittelten Referenzbereichs auf. Die so festgelegten Grenzwerte sind also relativ. Absolut gültige Normen gibt es in der Labormedizin nicht. Nicht selten unterliegt das Ergebnis einer Laboruntersuchung ganz allgemein auch bestimmten persönlichen Einflussgrößen (Zeitpunkt der Blutentnahme, Lebensmittelverzehr, Einnahme von Medikamenten etc.). Dazu kommt, dass Grenzwerte immer einmal wieder – so etwa aufgrund neuerer wissenschaftlicher Erkenntnisse – angepasst werden oder sich auch das Bild in der Medizin, ab wann ein Wert behandlungsbedürftig (z. B. mithilfe von Medikamenten) ist, im Verlauf der Jahre verschieben kann.

Grenzwerte auf einen Blick

Kaum jemand, der sich um seine Gesundheit sorgt, lässt seine Cholesterinwerte außer Acht. Im Gegenteil: Für viele sind sie die wichtigsten Werte in ihrem Blutbild, darauf schauen die Menschen gerne zuallererst. Die Werte können in verschiedenen Einheiten angegeben werden: in mg pro Deziliter (mg/dl) oder in Millimol pro Liter (mmol/l). Dabei ist es mit den Grenzwerten grundsätzlich gar nicht so einfach: Sie sind nicht „in Stein gemeißelt", sondern unterliegen dem Wandel der Zeit beziehungsweise den Fortschritten in der Medizinwissenschaft und wurden in den vergangenen Jahrzehnten mehrfach angepasst. Während etwa ein (Gesamt-)Cholesterinwert von 280 mg/dl vor einigen Jahrzehnten noch als „im grünen Bereich" liegend befunden wurde, wurde der Zielwert mit den Jahren – über 240 und 220 mg/dl – immer weiter nach unten korrigiert. Heutzutage liegt der Zielwert des Gesamt-Cholesterins bei 200 mg/dl. Der LDL- und der HDL-Wert sowie die Triglyzeride werden im Blutserum getrennt bestimmt. Das Gesamt-Cholesterin wird nach einer Formel berechnet, siehe unten.

Liegt beispielsweise der LDL-Wert bei 110, der HDL-Wert bei 50 und der Triglyzeridwert bei 150 (geteilt durch 5), dann ergibt sich daraus ein Gesamt-Cholesterinwert von 190 mg/dl. Bei der Betrachtung der Grenzwerte für die Blutfette spielt aber auch das Lebensalter der Patienten eine Rolle. So werden bei älteren Menschen höhere Werte noch als „normal" toleriert. Allerdings fließen in eine abschließende Beurteilung auch noch andere Faktoren, die das Herz belasten können, mit ein. Dazu gleich mehr.

LDL-CHOLESTERINWERT

+

HDL-CHOLESTERINWERT

+

(TRIGLYZERIDWERT: 5)

Übersicht der Blutfettgrenzwerte

Gesamt-Cholesterin: < 200 mg/dl) beziehungsweise 5,2 mmol/l (Millimol pro Liter)
LDL-Cholesterin: < 130 mg/dl (3,4 mmol/l)
HDL-Cholesterin: > 40 mg/dl (1 mmol/l) für Männer, über 50 mg/dl (1,3 mmol/l) bei Frauen
Lipoprotein(a): < 30 mg/dl (75 mmol/l)
Triglyzeride: < 150 mg/dl = 1,69 mmol/l

GESTERN NOCH GESUND UND HEUTE KRANK?

Die Herabsetzung der Grenzwerte für die Blutfette macht aus den Gesunden von gestern kranke Menschen von heute. Tatsächlich haben in Deutschland – laut den aktuellen Grenzwerten – etwa 70 bis 75 Prozent der 40- bis 70-Jährigen einen erhöhten Cholesterinspiegel. Damit stieg auch die Anzahl der behandlungsbedürftigen Personen. In den USA hatten gleich über 40 Millionen Amerikaner plötzlich einen zu hohen Cholesterinspiegel. Als Resultat eröffnet die „Grenzwertkosmetik" ein enormes Potenzial für cholesterinsenkende Medikamente, allen voran die Statine. Dazu gibt es vom Robert Koch Institut einen Vergleich zweier Beobachtungszeiträume (1987 bis 1999 und 2008 bis 2011). Nach diesen Angaben stieg die Häufigkeit der Statinanwendung bei den älteren Menschen (65- bis 79-Jährige) um den Faktor 3,7 an. Heutzutage schlucken in Deutschland täglich etwa 5 bis 6 Millionen Menschen Statine. Insgesamt ist in den vergangenen Jahren eine enorme Zunahme der Verordnungen zu beobachten.

Grenzwerte nicht isoliert betrachten – SCORE heißt das Zauberwort

Die Cholesterin-Zielwerte sind umstritten und werden auch von Fachleuten und -gremien nicht einheitlich „abgesegnet". So gibt es in den USA (z. B. die American Heart Association) und in Europa (z. B. die European Society of Cardiology) verschiedene Fachgesellschaften, die hinsichtlich der Beurteilung unterschiedlicher Meinung sind, was natürlich zur Folge hat, dass beispielsweise bei einer strikteren Handhabung der Zielwerte auch eher Medikamente zur Senkung des Cholesterinspiegels verschrieben werden. Zudem betrachtet man diese Werte nicht isoliert. Um sich ein besseres Bild der Gefahr von Herzinfarkt, Schlaganfall oder gar des plötzlichen Herztods für den einzelnen Patienten zu machen, werden inzwischen weitere persönliche Risikofaktoren für Herz-Kreislauf-Erkrankungen in die Betrachtung mit-

Zielwerte für LDL-Cholesterin in Abhängigkeit von weiteren bestehenden Risikofaktoren

	NIEDRIGES RISIKO	HOHES RISIKO	SEHR HOHES RISIKO
WEITERE RISIKOFAKTOREN	keine	Diabetes mellitus Typ 2 Bluthochdruck	Bestehende Herz-Kreislauf-Erkrankung Diabetes mellitus Typ 2 Hypertonie, Rauchen Fettstoffwechselstörung
ZIELWERT FÜR LDL-CHOLESTERIN	< 115 mg/dl	< 100 mg/dl	< 70 mg/dl

einbezogen. Die europäischen Fachgesellschaften (Europäische Gesellschaft für Kardiologie und die Europäische Atherosklerose-Gesellschaft) orientieren sich bei ihren Empfehlungen an der Höhe des LDL-Cholesterins. Der empfohlene Referenzbereich für gesunde Menschen liegt für das LDL-Cholesterin bei < 115 mg/dl. Allerdings sagt der LDL-Wert für sich alleine genommen nicht sehr viel aus. Es werden auch Alter, Geschlecht und weitere vorhandene Gefahren für das Herz wie etwa Bluthochdruck, Diabetes mellitus, Rauchen oder auch bestehende Nierenerkrankungen berücksichtigt. Mithilfe eines solchen Scores soll das individuelle Risiko eines Patienten für künftig auftretende tödliche Herzereignisse bezogen auf die kommenden zehn Jahre abgeschätzt werden. Daraus ergeben sich drei bis vier Gruppen: diejenigen mit einem niedrigen oder moderaten beziehungsweise diejenigen mit einem hohen und einem sehr hohen Risiko.

KAPITEL 4

FAKE NEWS: UND PLÖTZLICH WAR SIE DA – DIE CHOLESTERIN-HYSTERIE

VON EINEM DER AUSZOG, KARRIERE ZU MACHEN

In den 1940er- und 50er-Jahren lebte in den USA ein sehr ehrgeiziger Arzt und Ernährungswissenschaftler Ancel Keys, der sich das Ziel gesetzt hatte, dem Herzinfarkt buchstäblich zu Leibe zu rücken. Er widmete sich im Labor Studien und Stoffwechseluntersuchungen bezüglich Fett und kam zu dem Schluss, dass die Amerikaner in erster Linie deshalb Herz-Kreislauf-Erkrankungen ausbildeten, weil sie zuviel Fett konsumierten. Seinen Beobachtungen nach führte vor allem der häufige Verzehr von gesättigten Fetten zu erhöhten Cholesterinwerten und diese dann letztlich zur Verstopfung der Blutgefäße mit den fatalen Folgen von Herzinfarkten oder Schlaganfällen. Echte, stichhaltige Beweise für seine Vermutung hatte er nicht und wurde bei der Vorstellung seiner Theorie auf einer WHO-Konferenz von anderen Wissenschaftlern heftig kritisiert. Diese Angriffe stachelten seinen Ehrgeiz erst recht an, und er versuchte nun „auf Biegen und Brechen“, unterstützendes Material für seine These zu sammeln. Er bereiste mit seiner Frau in den 1950er-Jahren verschiedene Staaten in den USA und zahlreiche europäische Länder. Dort wollte er seine Vorstellung vom „bösen“ Fett untermauern. Er schaute sich die Ernährung der Bewohner, insbesondere hinsichtlich ihres Fettverzehrs und des Cholesterinspiegels (von Männern) an und setzte diese Zahlen in Relation zur Häufigkeit des Herztods. 22 Länder nahm sich der engagierte Mediziner vor und wertete Daten dazu aus. Diese stellte er im Rahmen seiner sogenannten *7-Länder-Studie* (USA, Italien, Griechenland, Jugoslawien, Niederlande, Finnland, Japan) vor und zeigte eine direkte Beziehung zwischen den Nahrungsfetten, einem erhöhten Cholesterinspiegel und der Herzinfarktrate auf.

Da die Ergebnisse der Betrachtung der restlichen Länder (z. B. Schweden, Deutschland, Frankreich) nicht in sein Konstrukt passten, ließ er diese Länder lieber „unter den Tisch“ fallen. Auch bestanden sogar innerhalb der einzelnen Länder Unregelmäßigkeiten bezüglich des Zusammenhangs zwischen dem Verzehr von tierischen Fetten und dem Herztod, die sich so gar nicht in seine Theorie einfügen lassen wollten.

Fette Gewinne für die Margarinehersteller

Ancel Keys entwickelte ein mathematisches Modell zur Vorhersage der Wahrscheinlichkeit des Herzinfarkts. Im Jahr 1970 veröffentlichte er seine These, wonach sich mithilfe des von ihm entwickelten Rechenmodells auf der Basis des Verzehrs von tierischen Fetten das Risiko für ein solches Ereignis für die kommenden fünf Jahre vorhersagen ließ. Er gewann immer mehr Einfluss und präsentierte sich und seine Thesen auch zunehmend der amerikanischen Bevölkerung. Schließlich übernahmen auch offizielle Gremien und Fachgesellschaften wie etwa die amerikanische Herzgesellschaft (American Heart Association) seine Empfehlungen. Der Lebensmittelindustrie, vor allem dem Konzern Procter und Gamble, kam die Verteufelung der tierischen Fette gerade recht. Denn die Forschungsabteilung der Firma arbeitete zu der Zeit daran, ein neues Produkt zu entwickeln und auf den Markt zu bringen – die Margarine, ein Streichfett aus Pflanzenölen.

Und so sponserte Procter und Gamble nicht nur die amerikanische Herzgesellschaft, sondern wetterte im Rahmen von TV-Werbespots gegen die „böse“ Butter und propagierte die neu kreierte Margarine. Die Wirkung dieser Werbekampagnen ließ nicht lange auf sich warten: Innerhalb weniger Jahre stieg der Margarinekonsum um ein Vielfaches an und ließ den der Butter weit hinter sich. Dies war der Beginn einer neuen „Fett-Ära“, als man dem tierischen Fett die Schuld an der Entstehung von Herz-Kreislauf-Erkrankungen zuschob.

Man muss sich darüber im Klaren sein, dass es damals zu Keys’ Beobachtungen keinerlei wissenschaftliche Erhebungen gab, die seine Behauptungen hätten untermauern können, und dennoch markierten seine Aussagen den Beginn der Cholesterin-Hysterie, die bis sich heute in den Köpfen der Menschen hartnäckig als „das hab ich so gelernt“ hält. Und da nutzt es auch wenig, dass derselbe Ernährungswissenschaftler, der seinerzeit diese Entwicklung losgetreten hat, Jahre später auf Distanz zu seinen früheren Thesen ging und nicht länger einen Zusammenhang zwischen den Nahrungsfetten und dem erhöhten Cholesterinspiegel sehen wollte.

IST DER ERHÖHTE CHOLESTERINSPIEGEL MÄNNERSACHE?

Männer haben Herz-Kreislauf-Erkrankungen, und Frauen „haben es eher mit der Psyche" – so lautete lange Zeit die landläufige Meinung zu den „typischen" geschlechtsspezifischen Gesundheitsproblemen in unseren Breitengraden. Herzinfarkt und Schlaganfall galten tatsächlich auch als klassische männliche „Managerkrankheiten". Wie aber sieht die Wirklichkeit aus? Fakt ist, dass Frauen bis etwa zu ihren Wechseljahren von der gefäßschützenden Wirkung der weiblichen Hormone (Estrogene) profitieren. In der Zeit jenseits ihrer letzten Regelblutung ziehen die Frauen allerdings bezüglich der Häufigkeit von Herzinfarkt und Schlaganfall nach. Wenn wir den Cholesterinspiegel betrachten, so besteht zwischen Frauen und Männern im Alter von etwa 50 bis 70 Jahren kaum ein Unterschied. Jüngere Frauen hingegen haben häufiger einen niedrigeren Gesamt-Cholesterinspiegel als jüngere Männer. Mit zunehmendem Lebensalter gleichen sich die Werte beider Geschlechter allerdings an beziehungsweise weisen ältere Frauen sogar häufiger höhere Cholesterin-Blutwerte auf als ältere Männer. Ungefähr 75 Prozent der Frauen und etwa 73 Prozent der Männer haben einen erhöhten Gesamt-/LDL-Cholesterinspiegel. Tatsächlich stirbt jede 2. Frau jenseits des 50. Lebensjahrs an den Folgen einer Herz-Kreislauf-Erkrankung, wobei natürlich sämtliche Risikofaktoren (z. B. Übergewicht, Rauchen, Bluthochdruck etc.) mitzuberücksichtigen sind. Grundsätzlich müssen wir uns aber von der

Vorstellung verabschieden, dass nur Männer in Gefahr für Herz-Kreislauf-Erkrankungen seien, wobei größere Studien gezeigt haben, dass ein erhöhter Cholesterinspiegel die mit zunehmendem Alter ansteigende Todesrate durch Herz-Kreislauf-Erkrankungen bei Frauen nicht (allein) erklären kann.

EIN ERHÖHTER CHOLESTERINSPIEGEL ERKLÄRT NOCH LANGE KEINEN HERZINFARKT

Wir haben es nicht nur „gelernt", sondern geradezu verinnerlicht: Cholesterin führt zum Herzinfarkt. Aber stimmt das denn wirklich? Fakt ist, dass etwa die Hälfte der Personen, die einen Herzinfarkt erleidet, normale Cholesterinwerte hat (bei einer bestehenden Atherosklerose). Vor allem wenn es um ältere Menschen und ihre Todesursachen geht, wackelt die Cholesterin-Hypothese erheblich. In einer kürzlich vorgenommenen Auswertung mehrerer Studien mit insgesamt etwa 68 000 älteren Teilnehmern (Alter > 60 Jahre) zeigte sich, dass ein höherer LDL-Cholesterinwert grundsätzlich mit einem allgemein verringerten Sterblichkeitsrisiko verbunden war. Bei 7 von 9 Kohorten (Personengruppen), die hinsichtlich der Korrelation zwischen LDL-Cholesterin und Herztod untersucht wurden, ließ sich kein Zusammenhang zwischen diesen beiden Kriterien feststellen, in 2 der 9 Kohorten ergab sich sogar ein umgekehrter Zusammenhang: Die höchste Todesrate infolge von Herz-Kreislauf-Erkrankungen wurde nämlich in den Gruppen mit den niedrigsten LDL-Cholesterinwerten ermittelt.

LÄNGER LEBEN MIT EINEM HÖHEREN CHOLESTERINSPIEGEL?!

Bei älteren Menschen scheinen etwas höhere Cholesterinwerte eine Art Schutzfunktion zu haben. An der amerikanischen Yale-Universität wurde dazu eine Untersuchung mit knapp 1000 älteren Frauen und Männern (Alter ab 70 Jahre) durchgeführt. Man verglich die Sterblichkeitsrate (sowohl die Gesamtrate als auch die infolge von Herz-Kreislauf-Erkrankungen) der Studienteilnehmer mit einem Gesamt-Cholesterinspiegel von > 240 mg/dl mit der jener Teilnehmer, die einen Gesamt-Cholesterinwert von < 200 mg/dl im Blut aufwiesen. Nach einer Beobachtungszeit von vier Jahren kamen die Forscher zu folgendem Ergebnis: Es waren doppelt so viele (!) Menschen mit einem normalen Cholesterinspiegeln verstorben als Menschen mit hohem Cholesterin. Interessanterweise ergab diese Untersuchung ebenfalls keinen Zusammenhang zwischen dem Auftreten von Herz-Kreislauf-Ereignissen und einem niedrigen HDL-Cholesterin. Auch in der groß angelegten Framingham Studie, einem bereits 1948 in den USA begonnenen Mammutprojekt zur Aufklärung des Zusammenhangs von Ursachen und Risiken bei Herz-Kreislauf-Erkrankungen, kam man diesbezüglich zu etwas widersprüchlichen Ergebnissen. Nach einer Beobachtungszeit von 30 Jahren stellte man im Detail fest, dass jede Senkung des Gesamt-Cholesterins um 1 mg/dl das Risiko für den Herztod (und auch den Tod infolge anderer Ursachen) um mehr als 10 Prozent (!) erhöht. Trotz alledem wird diese Studie leider im Endeffekt immer noch dazu verwendet, Cholesterin als Risikofaktor abzustempeln, was sich in Teilen auch mit wirtschaftlichen Interessen und der Verflechtung von Politik, Industrie und Gesundheitsbehörden erklären lässt.

Je niedriger der Cholesterinspiegel, desto höher das Sterberisiko?

Hier sind auch japanische Studien interessant, denn mit einer durchschnittlichen Lebenserwartung von knapp 84 Jahren belegen die Bewohner des ostasiatischen Inselreichs im weltweiten Vergleich (der höchsten Lebenserwartung) Rang eins. Im Rahmen einer Untersuchung, woran mehr als 1000 Japaner im Alter von 65 bis 85 Jahren teilnahmen, konnte während des achtjährigen Beobachtungszeitraums ebenfalls gezeigt werden: Je niedriger der Cholesterinspiegel (Gesamt-, LDL-), um so höher die Sterblichkeitsrate und umgekehrt. Die Überlebensrate von Menschen mit hohen Cholesterinspiegeln war signifikant höher. Auch Frauen sind im Alter anscheinend mit einem höheren Cholesterinspiegel besser dran: In einer etwas älteren Untersuchung mit weiblichen Studienteilnehmern (Alter: ab 60 Jahre) zeigte sich deutlich, dass die Sterblichkeitsrate bei den Frauen mit einem durchschnittlichen Gesamt-Cholesterinwert von 270 mg/dl am niedrigsten lag. Sie war um Faktor 5,2 geringer als bei Frauen mit einem Durchschnittswert von etwa 155 mg/dl, lag allerdings etwa 1,8-mal höher als bei den Japanerinnen mit einem Durchschnittswert von 340 mg/dl, was einem extrem erhöhten Cholesterin-Blutspiegel entspricht.

KAPITEL 5

DIE ATHEROSKLEROSE UND IHRE RISIKOFAKTOREN – HIER IST UMDENKEN ANGESAGT

STAU IN DEN BLUTBAHNEN

Koronare Herzerkrankung, Herzinfarkt, Schlaganfall und Angina pectoris – woher kommen sie denn nun, die verheerenden Schäden in unserem Herz-Kreislauf- beziehungsweise Blutgefäßsystem, die uns in die Knie zwingen und uns nicht selten auch den Tod bringen? Die Atherosklerose (auch als „Arteriosklerose" bezeichnet) ist eine Erkrankung der Blutgefäße – und zwar im Besonderen der Arterien. Sie haben die Aufgabe, das Blut vom Herzen zu den verschiedenen Organen im Körper zu transportieren. Der Begriff „Atherosklerose" wurde gebildet aus den griechischen Wörtern *artería* („Gefäß", „Ader") und *sklerós* („hart"), ein Hinweis darauf, dass die Blutgefäße im Zuge der Krankheit ihre Elastizität immer mehr einbüßen. Das Innere der Arterienwand ist in jungen Jahren glatt und intakt. Mit zunehmendem Alter laufen auf dieser gefäßauskleidenden Innenschicht Umbauprozesse ab, wobei die gefürchteten Ablagerungen (Plaques, ein Gemisch aus Fett und Muskelzellen) entstehen. Diese können aufbrechen und Stoffe ans Blut abgeben, die zur Entstehung von Blutgerinnseln (Thrombose) führen. Im Endeffekt sorgt der durch die Blutpfropfen in den Arterien verursachte Stau dafür, dass die dahinterliegenden Areale nicht mehr ausreichend mit Sauerstoff versorgt werden, und das nicht länger durchblutete Gewebe droht abzusterben. Bildet sich ein solches Gerinnsel in einem Herzkranzgefäß, bewirkt es einen Herzinfarkt. Ist ein gehirnversorgendes Blutgefäß betroffen, kann ein Schlaganfall eintreten. Erfolgt der Gefäßverschluss in den Gliedmaßen, spricht man von der „peripheren arteriellen Verschlusskrankheit". In Deutschland sterben jährlich etwa 450 000 Menschen an solchen Ereignissen. Im Übrigen muss sich ein Herzinfarkt nicht immer durch die typischen Anzeichen wie z. B. Atemnot, Brustenge, Schmerzen in der Brust, die in den Oberarm ausstrahlen können, bemerkbar machen. Jeder zweite Herztod kommt „auf leisen Sohlen" – also ohne Warnsignale.

GEFÄSSE WERDEN DURCH ENTZÜNDUNGEN GESCHÄDIGT

Bis vor wenigen Jahren herrschte in der Wissenschaft die Lehrmeinung, die Gefäßinnenwand werde an den betroffenen Stellen durch einen mechanischen Reiz geschädigt und dadurch bildeten sich – quasi als Wundverschluss – die problematischen Plaques, die sich immer mehr ausweiten und schließlich das Blutgefäß „verstopfen“ können. Von dieser Ansicht ist man inzwischen abgegangen, denn es haben sich deutliche Hinweise darauf ergeben, dass die Atherosklerose durch entzündliche Prozesse hervorgerufen wird und damit in den Kreis der entzündungsbedingten Erkrankungen gehört, wozu man übrigens auch Krebs- sowie Nervenkrankheiten wie Morbus Alzheimer zählt.

Im Gefolge dieser Entzündungsreaktionen in den Blutgefäßen kommt es zu Veränderungen, die das Cholesterin miteinbeziehen, aber dennoch ein anderes Bild der Entstehung der Gefäßschädigung zeigen. Und das wollen wir uns einmal etwas genauer anschauen: Die „Brandherde“ in den Blutgefäßen können durch Infektionen (z. B. nach einem grippalen Infekt), einen entzündungsfördernden Lebensstil (so etwa Übergewicht, Rauchen, Ernährung mit viel Zucker und Weißmehl) begünstigt werden oder auch von einer akuten Entzündung (etwa einer Gelenkentzündung) als „Restfeuerstellen“ übrig bleiben. Auch die bereits bekannten Herz-Kreislauf-Risikofaktoren wie beispielsweise Bluthochdruck oder Diabetes mellitus Typ 2 fördern entzündliche Prozesse im Körper.

Das Aufräumkommando wirkt als Brandbeschleuniger

Wir hatten ja schon gehört, dass das Cholesterin im Blut durch dort gebildete oder vorkommende freie Radikale oxidativ (also durch eine Stickstoff- oder Sauerstoffreaktion) verändert werden kann. Diese umgebildeten Fettmoleküle rufen nun das „Räumkommando“ unseres Immunsystems auf den Plan, dessen Aufgabe an sich darin besteht, Fremdes, wie z. B. krankmachende Bakterien oder Viren, im Körper aufzuspüren und zu entsorgen.

Im Zuge der Müllbeseitigung nehmen diese spezialisierten Fresszellen die Partikel in sich auf und verdauen sie in ihrem Inneren. Nun stoßen diese Immunzellen auf die veränderten (also vermeintlich fremden) Cholesterinmoleküle und gehen auf dieselbe Weise vor: Die gefräßigen Aufräumzellen stopfen die Fettpartikel in sich hinein und blähen sich dabei auf. Man spricht dann von sogenannten Schaumzellen. Damit sich nun möglichst viele Angehörige der Putzkolonne im entsprechenden Gefäßbereich ansiedeln, senden die vorhandenen Zellen (entzündungsfördernde) Signale aus, die immer mehr Fresszellen anlocken. Gleichzeitig fährt die gefäßauskleidende Innenschicht kleine Anheftungsteile aus, welche die gefräßigen Immunzellen aus dem Blut fischen wie mit einem Angelhaken. Diese wandern in die Gefäßwand ein und bilden zusammen mit Bindegewebsfasern und glatten Muskelzellen dort – in und nicht auf der Gefäßwand(!) – eine Wölbung (Ablagerung, Plaque). Auf diese Weise werden die Gefäße nun an solchen »Baustellen« Schritt für Schritt gefährlich verändert. Je mehr oxidierte Fette vorhanden sind, umso stärker tobt das Entzündungsfeuer in den Gefäßen, und umso leichter reißt die Plaque an ihrer dünnen gewölbten Spitze ein. Bis es allerdings so weit kommt, können mehrere Jahrzehnte vergangen sein, daher sind im Allgemeinen eher ältere Menschen vom Herztod bedroht als jüngere. Übrigens ist auch hier anzumerken, dass bestehende Risikofaktoren wie beispielsweise Übergewicht, Rauchen, Bluthochdruck und/oder Diabetes mellitus Typ 2 die permanente Entstehung freier Radikale im Körper begünstigen und damit der Oxidation des LDL-Cholesterins Vorschub leisten.

Freie Radikale und Entzündungen fördern die Atherosklerose. Oxidiertes Cholesterin begünstigt die Schaumzellbildung und die Schädigung der gefäßauskleidenden Innenschicht. Wenn wir also über Cholesterin als möglichen Herz-Kreislauf-Risikofaktor nachdenken, sollten wir unbedingt den oxidierten Anteil des Fettes im Blut beachten.

Unbemerkte Entzündungen lassen sich im Blut nachweisen

Tatsächlich lassen sich unbemerkte Entzündungen im Blut nachweisen. Es gibt eine Reihe Botenstoffe im Blut, die man messen kann, sogenannte Marker. Ein solcher bekannter Marker ist das CRP („C-reaktives Protein“). Laufen entzündliche Prozesse im Körper ab, wird es in der Leber gebildet und von dort ins Blut abgegeben. Möglicherweise entsteht dieses C-reaktive Protein (CRP) aber auch direkt an den Entzündungsstellen in den Blutgefäßen – das ist derzeit noch ungeklärt. Doch immerhin sind inzwischen einige Fakten über dieses CRP bekannt, und die Bestimmung dieses Eiweißes gewinnt zunehmend an Bedeutung. Beispielsweise wird dieses „Alarmprotein“ rasch (innerhalb von 24 Stunden) nach einer akuten Verletzung oder Infektion in großer Menge produziert. Der hs-CRP-Wert (hs-CRP, „hochsensitives C-reaktives Protein“) kann in solchen Fällen um das bis zu 2000-Fache ansteigen! Es besteht aber auch die Möglichkeit, das Alarmprotein in allerkleinsten Mengen nachzuweisen. Erhöhte hs-CRP-Werte werden jedoch unter anderem auch mit der Entstehung von Herz-Kreislauf-Erkrankungen und Diabetes mellitus Typ 2 in Verbindung gebracht. So steht das Eiweiß im Verdacht, das Blut klebriger zu machen und das Zusammenklumpen der Blutplättchen zu fördern, wodurch der Blutfluss in den Gefäßen beeinträchtigt werden kann. Darüber hinaus „hängt sich“ CRP unter anderem an die Zellen der gefäßauskleidenden Innenschicht und bewirkt, dass immer mehr Fresszellen aus dem Blut gefischt werden können.

Ist der Entzündungsmarker erhöht, droht der Herzinfarkt

Hs-CRP gilt als eigenständiger Risikofaktor, der auch für sich alleine einen Herzinfarkt oder einen Schlaganfall begünstigen kann. Der normale Wert sollte unter 1 mg/Liter im Blut liegen. Dem plötzlichen Herztod, einem Schlaganfall oder der Entwicklung eines Diabetes mellitus Typ 2 kann ein bereits jahrelang erhöhter Wert (> 3 mg/l) vorausgehen. Eine Untersuchung mit Männern mittleren Alters hat ergeben, dass ein erhöhter hs-CRP-Wert – im Vergleich zu einem niedrigen hs-CRP-Wert (< 0,5 mg/l) – die Gefahr eines

Herzinfarkts um das Dreifache ansteigen lässt. Treffen bei Patienten mit einem erhöhten hs-CRP-Wert noch weitere Gefäß-Risikofaktoren zusammen, dann wird es heftig. So hat man etwa festgestellt, dass bei zeitgleichem Auftreten von viel hs-CRP und erhöhtem Gesamt-(beziehungsweise LDL-)Cholesterin das Risiko für einen Herzinfarkt oder Schlaganfall um den Faktor 5 (!) ansteigt – im Vergleich zu Patienten mit getrennt vorkommenden Faktoren. Wobei ein erhöhter hs-CRP-Wert grundlegend als dramatischer eingestuft wird als ein Zuviel an Cholesterin.

Erhöhte hs-CRP-Werte findet man häufig nicht nur im Blut von Herzinfarkt- und Schlaganfallpatienten, sondern auch bei Personen mit Insulinresistenz, Diabetes mellitus Typ 2, Übergewichtigen, Rauchern und Frauen, die Hormone (Antibabypille, Hormonersatztherapie/Wechseljahre) einnehmen. Möglicherweise ist die medikamentenbedingte Förderung der Entzündungsreaktion in den Gefäßen schuld am Fehlen des Herzschutzes, den man sich in den großen Hormonstudien der vergangenen Jahre vergebens erhofft hatte.

Risikofaktoren für Atherosklerose und ihre Folgen (Herzinfarkt, Schlaganfall)

KLASSISCHE RISIKOFAKTOREN	Erbgut Fettstoffwechselstörungen Bluthochdruck Diabetes mellitus Typ 2 Übergewicht, Bewegungsmangel Rauchen
NICHTKLASSISCHE RISIKOFAKTOREN	Entzündungen Homocystein Darmfehlbesiedlung

KAPITEL 6

BLUTHOCHDRUCK – DIE LAUTLOSE ZEITBOMBE

WELCHER BLUTDRUCK-WERT IST DENN NORMAL?

In Deutschland leiden 30 bis 35 Millionen Menschen, also etwa jeder Zweite bis Dritte, an erhöhtem Blutdruck („Hypertonie“) – bei den älteren Menschen ist es sogar jeder Zweite. Nach den Angaben des Robert Koch Instituts sind in Deutschland allerdings auch schon mehrere Hundertausend Kinder davon betroffen – Tendenz steigend. Beim Blutdruck misst man grundsätzlich zwei Werte: Der erste Wert wird als „systolischer Blutdruck“ bezeichnet. Er steht für den Druck, der entsteht, während das Herz das Blut über die Hauptschlagader in den Körper pumpt. Dieser obere Blutdruckwert heißt auch „systolischer Wert“, in der Norm liegt er bei 120 bis 129 mmHg (Quecksilbersäule). Der Druck, der in den Blutgefäßen entsteht, wenn sich das Herz entspannt, ist der sogenannte diastolische Wert. Hier liegt der Normwert bei 80 bis 84 mmHg (siehe die folgende Tabelle). Allerdings ist der Blutdruck keine statische Größe, sondern variabel, er verändert sich beispielsweise, wenn wir Sport treiben oder auch wenn wir aufgeregt sind. Ein kurzzeitiger Anstieg ist für unseren Körper im Allgemeinen unproblematisch. Gefährlich wird es, wenn sich die Werte über längere Zeit (und noch dazu unbemerkt) erhöhen.

Die Einteilung des Bluthochdrucks (Angaben der Werte in mmHg)

	BLUTDRUCKWERTE	
BEURTEILUNG	SYSTOLISCH	DIASTOLISCH
NORMAL	120 – 129	80 – 84
MILDER BLUTHOCHDRUCK	140 – 159	90 – 99
MITTLERER BLUTHOCHDRUCK	160 – 179	100 – 109
SCHWERER BLUTHOCHDRUCK	≥ GLEICH 180	≥ GLEICH 110

DIE BLUTGEFÄSSE LEIDEN

Ein erhöhter Blutdruck (Hypertonie) gilt in der Medizin als „stummer Killer“, der oft schon jahrelang besteht, bevor er entdeckt wird. Wenn das Blut ständig mit erhöhtem Druck durch die Adern gejagt wird, leiden irgendwann die Gefäßwände. An den beschädigten Stellen kommt es besonders leicht zu Ablagerungen: Die Blutplättchen versuchen, die betroffenen Teile der Gefäßwand abzudichten und verklumpen sich zum Zweck dieses Flächenschutzes. Dadurch verschlimmert sich die Situation: Die Gefäßwand wird immer dicker, sie verliert an Elastizität, und das Gefäß verengt sich immer mehr. Damit kann das Blut nicht mehr frei und ungehindert durch diese „Kanäle“ fließen, was zu gefährlichen Engpässen führen kann. Der gesamte Prozess wird von den bereits erwähnten unbemerkten Entzündungen begleitet, sie fachen die durchblutungshemmenden „Umbaumaßnahmen“ in den Blutgefäßen zusätzlich an. Ist das Blutgefäß vollständig dicht, kann dies zu einem Herzinfarkt führen, dessen Name sich vom Lateinischen *infarcire* „hineinstopfen“ ableitet. Besonders gefährlich sind solche Verengungen in den Blutbahnen des Herzens, des Gehirns, der Nieren und der Augen.

BLUTHOCHDRUCK SCHADET AUCH DEM GEHIRN

Ist ein Gehirngefäß betroffen, so kann es zum Schlaganfall (Hirninfarkt) kommen – in 80 Prozent aller Fälle wird dieser durch eine solche „Minderdurchblutung“ (Minderperfusion) hervorgerufen. Die zweitmögliche Ursache für den Schlaganfall, die Gehirnblutung, ist auf einen über längere Zeit bestehenden Bluthochdruck zurückzuführen, der schließlich das Platzen eines Gehirngefäßes bewirken kann. Ob Hirninfarkt oder Hirnblutung – in beiden Fällen sterben an den betroffenen Stellen sofort Nervenzellen ab, weil der Nachschub an Sauerstoff und Nährstoffen ausbleibt. Das Ausmaß des Schadens richtet sich in erster Linie danach, wie schnell ein solcher Hirninfarkt behandelt wird und wie groß der geschädigte Bereich ist. Viele Betroffene (80 %) erholen sich nicht wieder vollständig von enem solchen Ereignis und werden zu Pflegefällen. Mehr als 30 Prozent der Patienten können nach einem Schlaganfall nicht mehr/nicht wieder gehen, weitere 30 Prozent sind bettlägerig. Jeder dritte bis vierte Patient, der einen Schlaganfall erleidet, stirbt in den ersten Wochen danach. In Deutschland ist der Schlaganfall die dritthäufigste Todesursache. Die Gefahr steigt mit zunehmendem Alter – allerdings sind vier von hundert Schlaganfallpatienten zwischen 30 und 45 Jahre alt.

Dem Bluthochdruck als Risikofaktor kommt hier eine sehr große Bedeutung zu. Aber nur etwa jeder zweite Hypertoniker weiß, dass sein Blutdruck zu hoch ist, und von denen, die Kenntnis von ihrer Krankheit haben, werden wiederum nur 50 Prozent ausreichend therapiert.

URSACHENFORSCHUNG: SALZ – JA ODER NEIN?

In bis zu 90 Prozent aller Fälle lässt sich kein gesundheitliches Problem ausmachen, das hier zugrunde liegt und den Hochdruck verursachen könnte. Man spricht in diesen Fällen vom „primären" oder „essenziellen" Bluthochdruck. Erblich bedingte Fehlregulationen des Blutdrucks oder angeborene Gefäßverengungen, die einen Hochdruck („sekundäre Hypertonie") bewirken können, sind eher selten. Darüber hinaus können Nierenerkrankungen oder auch bestimmte Medikamente (z. B. Schmerzmittel wie Diclofenac oder Acetylsalicylsäure oder auch die Antibabypille) zur Erhöhung der Werte beitragen. Auch Übergewicht, Bewegungsmangel und Stress sind Risikofaktoren für die Ausbildung von Bluthochdruck (siehe die folgende Tabelle). Als möglicher Übeltäter steht immer wieder das Kochsalz (Natriumchlorid) in der Diskussion. Das im Kochsalz enthaltene Natrium bindet, vereinfacht dargestellt, Wasser und vergrößert damit das Blutvolumen in den Blutgefäßen, was zur Erhöhung des Blutdrucks beitragen kann. Insgesamt sind die Vorgänge allerdings weitaus komplexer. Ja, es ist richtig, wir nehmen in der Regel deutlich zu viel dieses Würzmittels zu uns: Statt der empfohlenen maximal 6 Gramm pro Tag sind Männer mit durchschnittlich rund 10 Gramm und Frauen mit etwa 8,5 Gramm täglich dabei. Allerdings muss man hier zwischen den Personen unterscheiden, die mit ihrem Blutdruck tatsächlich auf die Zufuhr von Kochsalz reagieren (Responder) und jenen, die Kochsalz nach Möglichkeit einsparen und trotzdem keine Senkung der Werte erzielen können (Nonresponder). Wie eine Analyse des anerkannten Cochrane-Instituts aus dem Jahr 2013 ergab, hat eine Reduktion des Kochsalzkonsums insgesamt nur einen mäßigen Effekt, wenn es um die Senkung des Bluthochdrucks geht. Dennoch wird von den Fachgesellschaften empfohlen, den Salzkonsum einzuschränken und nach Möglichkeit auf stark gesalzene Lebensmittel (etwa gepökeltes Fleisch) zu verzichten. Zu niedrig sollte der Salzkonsum aber auch nicht ausfallen: Wie eine interessante Metaanalyse gezeigt hat, erhöht eine Zufuhr von deutlich unter 3 Gramm Natrium (das entspricht etwa 6 Gramm Kochsalz) sowohl bei Menschen mit als auch bei solchen ohne Bluthochdruck die Häufigkeit von Herz-Kreislauf-Erkrankungen sowie die Gesamtsterblichkeit. Somit ist die „Salzthese" bezüglich des Blutdrucks auch nicht „in Stein gemeißelt".

Mögliche Ursachen für die Entstehung von Bluthochdruck

- Erbgut
- Übergewicht
- Bewegungsmangel
- Medikamente
- Rauchen
- Stress
- Alkohol
- Kochsalz

IST DIE DARMFLORA SCHULD AM BLUTHOCHDRUCK?

Die Darmflora spielt grundsätzlich bei unserer Gesundheit eine tragende Rolle. Die im Verdauungstrakt angesiedelten Bakterien haben eine Vielzahl wichtiger Funktionen inne – unter anderem nimmt dieses Darmmikrobiom großen Einfluss auf unsere Abwehrkräfte und das Immunsystem. Dessen störungsfreie Funktion wird von Anzahl und Art der Keime im Wesentlichen mitbestimmt. Unsere Ernährung, Infektionen, Stress, Medikamente und vieles mehr können das empfindliche Gleichgewicht der Darmflora gewaltig stören. Wie man inzwischen weiß, kann hier auch die Zufuhr von Kochsalz mitbeteiligt sein. Am Max-Delbrück-Zentrum für Molekulare Medizin in Berlin wurden dazu interessante Erkenntnisse erarbeitet. Sowohl im Tierversuch als auch in Humanstudien konnte gezeigt werden, dass es unter dem Einfluss von Kochsalz zu Veränderungen des Darmmikrobioms kommt. Die Abnahme „guter" Darmbakterien (bestimmte Milchsäurebakterien) ging mit einem Anstieg des Blutdrucks einher. Zudem wurde die Aktivierung bestimmter entzündungsfördernder Immunzellen beobachtet. Wurden den Probanden Milchsäurebakterien verabreicht, fiel bei ihnen der durch die salzreiche Kost bedingte Blutdruckanstieg moderater aus. Die zugesetzten Laktobazillen wirkten also der Blutdruckerhöhung entgegen. Daraus kann man nur schließen, dass die Darmbakterien an der Regulation des Blutdrucks und am Entzündungsrisiko, das ja bei der Atherosklerose eine wichtige Rolle spielt, mitbeteiligt sind. Die „guten" Darmbakterien produzieren diverse Stoffwechselprodukte, die hierbei von Bedeutung sein könnten. So entstehen bei der Verstoffwechselung von Ballaststoffen unter anderem kurzkettige Fettsäuren, welche die Blutdruckregulation positiv beeeinflussen und zudem Entzündungen hemmen. Die bislang vorliegenden Ergebnisse können auch (mit)erklären, warum bei manchen Menschen der Blutdruck auf die Salzwürze anspricht und bei anderen nicht.

KAPITEL 7

ÜBERGEWICHT: JETZT KOMMT ES GANZ DICK

EIN MASSENPHÄNOMEN UNSERER ZEIT

In Deutschland sind nach den Angaben des Robert Koch Instituts inzwischen etwa zwei Drittel (67 %) der Männer und jede zweite Frau (52 %) übergewichtig. Wenn wir uns die Fettleibigkeit (gilt ab einem BMI > 30) anschauen, so ist etwa jeder vierte Erwachsene (Frauen und Männer) adipös. Diese Problematik ist in vielerlei Hinsicht besorgniserregender als ein erhöhter Gesamt-/LDL-Cholesterinspiegel: Auch bei Übergewicht steigt das Risiko für die niedriggradigen Entzündungen – und damit werden die bereits beschrieben Vorgänge in den Blutgefäßen zusätzlich „befeuert". Aber nicht nur das. Wissenschaftliche Studien haben gezeigt: Mit der Zunahme überflüssiger Pfunde steigt auch das Risiko für Diabetes mellitus Typ 2, Bluthochdruck und Fettstoffwechselstörungen. Das heißt, man „züchtet" sich durch die überschüssigen Pfunde weitere Herz-Kreislauf-Risikofaktoren heran. In einer finnischen Untersuchung wurden 520 übergewichtige Personen über zwei Jahre hinweg beobachtet. Als Ergebnis einer Gewichtsreduktion und einer täglichen Ausdauerbelastung von 30 Minuten, kombiniert mit einer gesünderen Ernährung, traten 58 Prozent weniger Diabetes-Fälle auf als erwartet! Im wahrsten Sinn des Wortes „eng" wird es für die Gefäße, wenn gleich mehrere Risikofaktoren aufeinandertreffen. Wer unter Übergewicht, Fettstoffwechselstörungen, Diabetes mellitus Typ 2 und Bluthochdruck („deadly quartet") leidet, der trägt – zusammen mit seinen Pfunden – ein sehr hohes Risiko für den Herzinfarkt oder Schlaganfall mit sich herum. Mitentscheidend ist hier allerdings, wo genau am Körper sich die Speckrollen niedergelassen haben. Beim sogenannten Apfeltyp sind sie um den Bauch herum angesiedelt, diese Form ist vor allem an den Männern („Bierbauch") zu beobachten. Die Anhäufung des Fetts im Bauchbereich geht mit einer erhöhten Gefahr für Bluthochdruck, Fettstoffwechselstörungen, Gefäßkrankheiten, Diabetes mellitus und Gallensteinen einher. Einige der übergewichtigen Frauen (etwa 15%) schieben – mit demselben Risiko – einen Bauch vor sich her. Allerdings ist bei Frauen hauptsächlich der »Birnentyp« vertreten: Das Fett sammelt sich auf den Hüften und an den Oberschenkeln. Der Hüftspeck erhöht das Risiko für Venenerkrankungen und Wasseransammlungen im Körper.

TIPP

Welchem Fettverteilungstyp Sie angehören, können Sie leicht selbst feststellen: Sie müssen nur Ihren Taillen- und Hüftumfang messen und das Verhältnis („Waist-to-Hip-Ratio") aus beiden Zahlen bilden. Der „Apfeltyp" ist durch Werte von > 0,85 (Frauen) beziehungsweise > 1,0 (Männer) charakterisiert. Liegt Ihr Wert unter 0,85 (Frauen) beziehungsweise unter 1,0 (Männer), dann sind Sie ein „Birnentyp".

EINE „DICKE" DARMFLORA MACHT FETT

Inzwischen hat es sich ja herumgesprochen – egal, ob ein Mensch dick oder dünn ist: Die Darmflora ist an allen Stoffwechselvorgängen im Körper maßgeblich beteiligt. In unserem Verdauungstrakt tummeln sich geschätzte 100 Billionen Bakterien – sie haben ein Gewicht von vollen zwei Kilogramm! Die meisten davon sind „Freunde" unserer Gesundheit und sorgen unter anderem dafür, dass die Nahrung in Einzelteile aufgespalten und verwertet werden kann. Das geschieht vor allem in den oberen Darmabschnitten, während weiter unten die unverdauten Reste des Speisebreis den dort wohnenden Bakterien als Futter dienen oder einfach mit dem Stuhl ausgeschieden werden. Dabei ist es schon entscheidend, was genau wir essen, denn unsere Ernährung beeinflusst unser Darmmikrobiom. Ob wir nun Fleisch, viel Fett und Zucker komsumieren oder eine pflanzenbetonte Kost mit vielen

Mit diesen Lebensmitteln fördern Sie jeweils die „Dickmacher" und die „Schlankmacher" unter den Darmbakterien

DARMBAKTERIEN	LEBENSMITTEL
DICKMACHER	Fettgebackenes (Pommes frites, Fleisch-, Fischgerichte)
	Kuchen, Süßigkeiten
	Weißbrot und sonstige Weißmehlprodukte (z. B. Nudeln)
	Fast Food
	Fertiggerichte (Lebensmittelzusatzstoffe)
SCHLANKMACHER	Gemüse und Bittersalate (z. B. Schwarzwurzeln, Chicoree, Topinambur, Rosenkohl, Lauch, Knoblauch, Endiviensalat, Radicchio, Rucola, Sauerkraut)
	Obst (fruktosearm, wie z. B. Beeren, Pflaumen, bestimmte Apfelsorten)
	Müsli (zuckerfrei)
	Vollkornbrot und andere Vollkornprodukte
	Hülsenfrüchte
	Nüsse
	Kräuter, Gewürze (z. B. Ingwer, Kurkuma)

Faserstoffen bevorzugen, bestimmt in entscheidendem Maß mit, welche Bakterien sich in unserem Darm ansiedeln, denn diese müssen ja auch von irgendetwas leben und haben auch ihre „Lieblingsessen". Wie inzwischen in einer Reihe von wissenschaftlichen Untersuchungen gezeigt werden konnte, kommt hier einer großen Gruppe von Bakterien besondere Bedeutung zu. Fett und Zucker locken vor allem die „Dickmacherkeime“ (Firmicutes) an und begünstigen deren Vermehrung im Dickdarm. Die Firmicutes sind allerbeste Futterverwerter, denn sie können sich sogar sehr schlecht verdauliche Bestandteile unserer Kost nutzbar machen und in Energie umwandeln. Dieser zusätzliche „Kraftstoff“ ist entscheidend an der Bildung von Hüftringen und Fettpölsterchen beteiligt. Selbst bei einer nur leichten Zunahme der Firmicutes-Bakterien in der Darmflora kann man mit einer um mindestens 2 Prozent erhöhten Ausnutzung der Nahrung rechnen, was am Tag zwar „nur“ 40 bis 50 Kilokalorien mehr bedeutet, aber pro Jahr etwa 1 bis 2 Kilogramm mehr Hüftgold“ oder „Bauchspeck“ einbringen kann. Wird die Ernährungsweise nicht geändert, können daraus in nur wenigen Jahren leicht 10 Kilogramm zusätzliches Gewicht werden.

SCHLANK MACHENDE DARMBAKTERIEN – SO VERMEHREN SIE SICH

Mehr Gemüse, Vollkornbrot und Nüsse – das mögen sie besonders gerne, die Schlankmacher unter den Darmbakterien. Sie nennen sich Bacteroides und sind nicht daran interessiert, noch das letzte Fitzelchen Energie aus dem Speisebrei herauszuholen. Sie sind mäßige Futterverwerter und lassen die Ballast- und Rohfaserstoffe größtenteils in Ruhe. Darüber hinaus beeinflussen sie den Fett- und Kohlenhydratstoffwechsel positiv. Wenn wir diese Keime vermehrt im Darm haben, erleichtern sie uns das Halten des Normalgewichts oder auch das Abspecken. Besondere Prominenz genießt ein Keim mit dem schönen Namen *Akkermansia muciniphila*. Dieses Bakterium, das im und vom Schleim der Dickdarmwand lebt, sorgt für eine gute Insulinwirkung, steuert der Entstehung von Diabetes mellitus Typ 2 entgegen und kräftigt die Darmschleimhaut in ihrer Funktion als Barriere. Viele übergewichtige Personen haben nicht nur zuviel Firmicutes und zu wenig Bacteroides im Darm (das Verhältnis liegt normalerweise bei 1: 1), sondern auch noch eine durchlässige („löchrige") Darmschleimhaut („leaky gut"). Damit gelangen vermehrt Giftstoffe, wie sie beim Verdauungsprozess entstehen können oder auch durch „schlechte" Darmbakterien abgegeben werden, vermehrt ins Blut und lösen dort sehr häufig entzündliche Prozesse aus. Aber nicht nur das: Die gestörte Barrierenfunktion des Darms kann auch dafür ursächlich sein, dass Nährstoffe wie etwa Fette nicht gut verstoffwechselt werden und damit unter anderem auch Fettstoffwechselstörungen begünstigen. Auch Medikamente (z. B. Antibiotika), Stress und Lebensmittelzusatzstoffe können dieses Leaky-gut-(„löchriger Darm")-Syndrom begünstigen. Wir können unser Mikrobiom jedoch in Richtung „gesund" umprogrammieren, indem wir gezielt die schlank machenden Bakterien unterstützen. Dafür sollten wir beispielsweise vermehrt bestimmte Gemüsesorten essen: etwa Schwarzwurzeln, Chicoree, Rosenkohl, Trauben und Beeren. Diese fördern das Wachstum von *Akkermansia* und anderen gewichtsreduzierenden Bakterien (so etwa bestimmte Bifidobakterien). Ein echter Leckerbissen für diese Darmbewohner sind auch die in Früchten vorkommenden Pektine (Äpfel, Pflaumen, Quitten; siehe die obenstehende Tabelle).

TIPP

Wenn Sie wissen möchten, wie es bei Ihnen im Darm zugeht – also ob bei Ihnen das Gleichgewicht wichtiger Bakteriengruppen stimmt, dann fragen Sie Ihren Therapeuten nach einem geeigneten Labor, das Stuhluntersuchungen vornimmt. Anhand derer kann man nachweisen, welche Kandidaten sich in Ihrem Darm tummeln und wie es um Ihre Verdauung bestellt ist.

BEREITS EIN GERINGER GEWICHTS-VERLUST KANN VIEL BRINGEN

Abspecken – selbst mit moderaten Gewichtsverlusten – kann bei erhöhten Blutfettwerten grundsätzlich hilfreich sein, wie eine aktuelle Studie ergab. Dazu wurden Daten von 400 übergewichtigen und adipösen Personen ausgewertet. Die Studienteilnehmer, die zwischen 5 und 10 Prozent an Gewicht verloren, zeigten eine deutliche Verbesserung ihrer Blutfettwerte (Gesamt- und LDL-Cholesterin, Triglyzeride). Auch beim Kohlenhydratstoffwechsel (Insulinausschüttung) wurden – trotz nur geringer Gewichtsreduktion – positive Veränderungen erkennbar. Die Personen, die mehr als 10 Prozent ihres Körpergewichts verloren hatten, erzielten allerdings bei den untersuchten Faktoren noch weit höhere Gesundheitsnutzen. Deshalb möchte ich Sie alle, die von Übergewicht (oder gar Adipositas) betroffen sind, unbedingt zu gewichtsreduzierenden Maßnahmen (Lebensstilveränderungen) motivieren, selbst wenn Sie dabei (zunächst) nur wenig abnehmen. Jedes Kilogramm Körpergewicht, das Sie „abwerfen“, kommt Ihrer Gesundheit zugute. Ohnehin ist ja langsames Abnehmen (etwa 1 Pfund pro Woche) effizienter und besser verträglich als ein massiver Gewichtsverlust in kurzer Zeit. Dabei wird bekanntlich zunächst hauptsächlich Gewebswasser ausgeschieden, und der gefürchtete Jo-Jo-Effekt lässt auch nicht lange auf sich warten.

TIPP

Was ich Ihnen rate: Verzichten Sie auf Diäten. Aktivieren Sie Ihren Fett- und Kohlenhydratstoffwechsel mit natürlichen Pflanzenextrakten (z. B. mit FiguraLibra®, www.natugena.de). Diese sind gut verträglich und hocheffizient. Versuchen Sie, sich regelmäßig zu bewegen. Das unterstützt jede Maßnahme zur Gewichtsreduktion.

DIÄTEN – WARUM ABNEHMSTRESS DICK MACHT

Eine Untersuchung, die in England mit 1000 Frauen durchgeführt wurde, brachte es an den Tag: Frauen bringen, statistisch gesehen, im Verlauf eines 70-jährigen Lebens insgesamt unfassbare sechs Jahre mit Diäten zu. Dabei führen diese selten zum gewünschten Erfolg. Nur etwa 20 Prozent aller Diät-Leidgeprüften schaffen es, etwa 5 Prozent ihres Körpergewichts längerfristig loszuwerden. Unser Körper lässt sich nämlich nicht so einfach „austricksen". Er reagiert auf niedrigkalorische Kost mit einer Reihe von Anpassungen, die den Diäterfolg erschweren. Unser Organismus ist seit Millionen Jahren daran gewöhnt, bei geringerer Energiezufuhr den „Gürtel enger zu schnallen" und verbraucht dann ganz einfach weniger. Zudem spielt hier noch ein anderer Faktor eine wichtige Rolle: Unter „Diätstress" wird das Stresshormon Cortisol vermehrt ausgeschüttet. Es kurbelt die Neubildung von Zucker an, wodurch die Bauchspeicheldrüse vermehrt Insulin produzieren muss. In der Folge wird der Zucker aus dem Blut in die Zellen transportiert und bewirkt das nächste „Hungerloch", oder es überkommt einen die Lust auf Süßes. Damit ist der nächste Stress für den Körper vorprogrammiert. Darüber hinaus erhöht das Insulin die Fettverwertung und blokkiert noch dazu den Fettabbau. Auf diese Weise entsteht ein Teufelskreis, der dem Abnehmwilligen das Durchhalten stark erschwert. Deshalb werden so viele Diäten erfolglos abgebrochen oder ziehen den gefürchteten Jo-Jo-Effekt nach sich, der nicht nur frustrierend, sondern auch ungesund ist. Denn inzwischen weiß man, dass dieses „Auf und Ab" des Körpergewichts auch das Immun- und das Herz-Kreislauf-System schwächen kann. Neuen Erkenntnissen zufolge stören Diäten vor allem auch den Steuerungsmechanismus von Hunger und Sättigung, wodurch die Regulation des Körpergewichts, vor allem bei wiederholten Diätversuchen, nachhaltig beeinträchtigt werden kann. Es wird dann immer schwieriger, die überschüssigen Pfunde auf Dauer loszuwerden.

Abnehmen – aber natürlich

Vielfach läuft bei Übergewichtigen beziehungsweise Abnehmwilligen der Stoffwechsel nicht „rund". Die Verdauung, aber auch die Fettverbrennung und der Kohlenhydratstoffwechsel laufen hier oft nur mit „halber Kraft". Hier können geprüfte Pflanzenextrakte hilfreich sein, die sowohl die Fettverbrennung als auch den Insulinstoffwechsel verbessern. Ein solcher Pflanzenextrakt aus einer ganz speziellen Blutorangenart (Citrus sinensis L. Osbeck), die seit Beginn des 19. Jahrhunderts in Sizilien kultiviert wird, wurde in mehreren wissenschaftlichen Untersuchungen bei übergewichtigen Personen (gegen Placebo) geprüft. Nach einer Anwendungsdauer von nur drei Monaten zeigte sich eine Abnahme des Taillen- und Hüftumfangs um mehr als zwei Zentimeter im Durchschnitt. Ebenso nahm das Körpergewicht – signifikant – um mehr als drei Prozent ab. Im Ergebnis verbesserte sich sowohl das bestehende Übergewicht als auch die Körpersilhouette deutlich. Bei einer längeren Anwendungsdauer (sechs Monate) verbesserten sich diese Marker noch deutlicher. Anzumerken wäre, dass die Probandinnen und Probanden während der Studie keinerlei Sport getrieben hatten. Für die effiziente Wirkung werden vor allem die im Blutorangenextrakt enthaltenen Flavonoide verantwortlich gemacht. Ebenso fördert Grünteeextrakt (und die darin enthaltenen Polyphenole) die Fettverbrennung und wirkt damit als „Wirkungsverstärker" zum geprüften Orangenextrakt. Idealerweise ergänzt werden diese Naturstoffe durch den Bittermelonenextrakt, denn dieses Gurkengewächs übt einen positiven Einfluss auf den Kohlenhydratstoffwechsel, wirkt ausgleichend auf den Insulinstoffwechsel und erleichtert damit die Gewichtsreduktion. Wissenschaftlich belegt ist auch, dass das Spurenelement Zink den Fett- und Kohlenhydratstoffwechsel unterstützt. Das Spurenelement

Chrom begünstigt den reibungslosen Blutzuckerstoffwechsel. Mit der kombinierten Anwendung aus dem speziellen Blutorangenextrakt (mit Guarana) sowie Grüntee-, Bittermelonenextrakt, Zink, Chrom und Niacin können Sie Ihrem Stoffwechsel „Beine" machen – und das auch ohne dickmachende Diäten durchführen zu müssen. Alle genannten Naturstoffe sind im Produkt „FiguraLibra" (www.natugena.de) enthalten Die Anwendung ist für Frauen und Männer – wie die wissenschaftlichen Studien gezeigt haben – empfehlenswert.

KAPITEL 8

WORST CASE: DAS METABOLISCHE SYNDROM

INSULINRESISTENZ – STOFFWECHSEL-STÖRUNG AUF BREITER EBENE

Das metabolische Syndrom ist ein weit verbreitetes Krankheitsbild, ein sogenanntes Wohlstandssyndrom, das häufig mit Diabetes mellitus Typ 2, Fettstoffwechselstörungen (erhöhte Gesamt- und LDL-Cholesterin- sowie Triglyzeridwerte), Übergewicht und Adipositas (Fettleibigkeit) assoziiert ist. Auch Bluthochdruck gehört oft mit zu der lebensgefährlichen „Viererbande". Wenn drei der hier aufgeführten Herz-Kreislauf-Risikofaktoren zusammenkommen, wird dieses Krankheitsbild als Diagnose gestellt (siehe die Tabelle unten). Eine gemeinsame Schnittstelle für die genannten Risikofaktoren ist die Insulinresistenz, die durch zu wenig Bewegung und zu viele leere Kalorien im Verein mit Bauchfett begünstigt wird. Bei einer bestehenden Insulinresistenz kann das Bauchspeicheldrüsenhormon seine zahlreichen Wirkungen nicht mehr optimal entfalten. Werden ständig zu viel Zucker und andere leicht verfügbare Kohlenhydrate aufgenommen, muss die Bauchspeicheldrüse vermehrt Insulin produzieren, damit der Zucker aus dem Blut in die Zellen geschafft werden kann. Das kann dazu beitragen, dass die Bauchspeicheldrüse ermüdet. Sie ist irgendwann überlastet und versagt ihren Dienst. Resultat: Diabetes mellitus Typ 2. Insulin ist aber nicht nur für den Transport des Zukkers in die Körperzellen verantwortlich, es hat auch einen wesentlichen Einfluss auf den Fettstoffwechsel und (neben anderem) auf die Durchblutung, die Weitstellung der Blutgefäße und die Gesunderhaltung der Blutbahnen überhaupt. Wenn der Stoffwechsel des Körpers nicht mehr richtig auf das bereitgestellte Insulin anspricht, kann das eine Reihe von Beeinträchtigungen des Herz-Kreislauf-Systems nach sich ziehen.

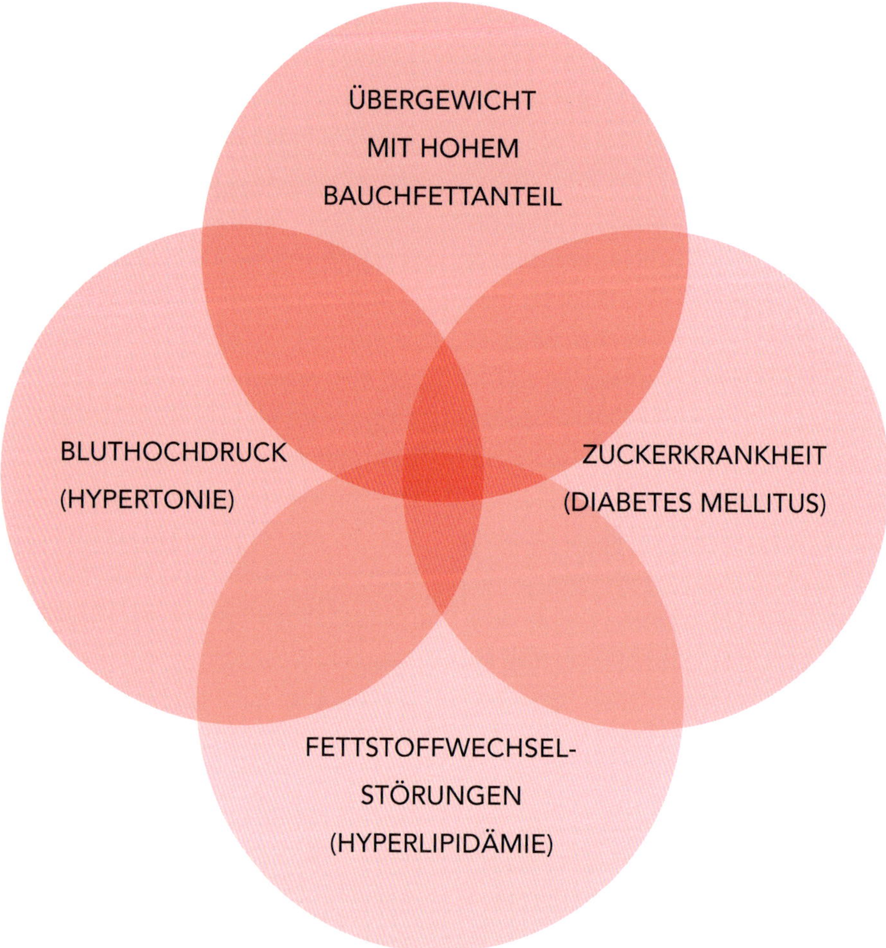

Regelkreise beim metabolischen Syndrom

Risiko metabolisches Syndrom: Drei der hier aufgeführten Faktoren sollen für die Diagnose erfüllt sein

BAUCHFETT:
Taillenumfang: Männer ≥ 94 cm, Frauen ≥ 80 cm
BLUTFETTWERTE:
Triglyzeride: ≥ 150 mg/dl (1,7 mmol/l)
HDL-Cholesterin:
Männer < 40 mg/dl (1,03 mmol/l)
Frauen < 50 mg/dl (1,29 mmol/l)
BLUTDRUCK:
Systolischer Wert ≥ 135 mmHg, diastolischer Wert ≥ 85 mmHg
BLUTZUCKER:
Nüchternblutglukose: ≥ 100 mg/dl (5,6 mmol/l)

EIN DEUTLICH ERHÖHTES RISIKO FÜR HERZ-KREISLAUF-ERKRANKUNGEN

Mit zunehmendem Alter steigt die Wahrscheinlichkeit für die Ausbildung einer solchen „mehrgleisigen“ Stoffwechselstörung. Bei etwa jedem zweiten Menschen im Alter zwischen 50 und 70 Jahren sind die drei als gleichzeitig vorliegend geforderten Risikofaktoren vorhanden. Allerdings ist inzwischen auch bei Kindern und Jugendlichen eine deutliche Zunahme solcher Krankheitsfälle zu beobachten. Die Gefahr, dass sie einen Herzinfarkt oder einen Schlaganfall erleiden, ist bei den vom metabolischen Syndrom Betroffenen um Faktor 3 bis 4 erhöht. Im Allgemeinen ist mit dem metabolischen Syndrom auch eine Verkürzung der Lebenserwartung verbunden. Unter anderem kommt es zu Veränderungen der LDL-Cholesterinpartikel und einer Erhöhung der Triglyzeride, während das HDL-Cholesterin oftmals erniedrigt ist. Auch Bluthochdruck tritt in diesem Zusammenhang gehäuft auf. Bei bestehendem Übergewicht ist oft das gefährliche Bauchfett (Apfeltyp) vermehrt vorhanden. In vielen Fällen sind auch der Insulinhaushalt und der Glukosestoffwechsel in eine Schieflage geraten – lange bevor bei den Betroffenen eine Zuckerkrankheit diagnostiziert wird. 70 Prozent der Menschen, die unter diesem „Wohlstandssyndrom“ leiden, entwickeln eine Fettleber, die zu einer Entzündung des Organs führen kann. Man geht davon aus, dass genetische Komponenten eine Rolle spielen, die im Verein mit Lebensstilfaktoren (Fehlernährung, Bewegungsarmut, Konsum von Genussgiften) diese Krankheit begünstigen. Auch chronischer Stress und zuviel Alkohol können den Stoffwechsel in Richtung metabolisches Syndrom entgleisen lassen. Ebenso stehen hier verschiedene Medikamente (wie etwa Kortison oder Medikamente gegen Angststörungen und Depressionen) im Verdacht, das „Wohlstandssyndrom“ zu begünstigen.

DIE „FALSCHE“ DARMFLORA FÖRDERT DAS METABOLISCHE SYNDROM

Wie ich bereits erläutert habe, können die Darmkeime (Darmmikrobiom) für eine Gewichtszunahme mitverantwortlich sein. Sind im Darm eines Menschen zu viele Bakterien der Art *Firmicutes* („Dickmacher-Bakterien“) vorhanden und zu wenig schlankmachende *Bacteroides*, ist meist Schluss mit der schlanken Taille. Mit jedem Kilogramm Übergewicht steigt aber auch das Risiko, einen Diabetes Typ 2 auszubilden. Ein wissenschaftlich akzeptiertes Maß zur Erfassung von Übergewicht beziehungsweise der Fettsucht

(Adipositas) ist der Body-Mass-Index (BMI). Er wird als Quotient aus dem Körpergewicht in Kilogramm und der Körpergröße (m^2) berechnet. Als normal gilt bei Erwachsenen ein BMI von etwa 19 bis 25. Bei Menschen mit einem Body-Mass-Index (BMI) von über 35 liegt das Risiko, an Diabetes zu erkranken, bei über 90 Prozent. Auch die Gefahr für Bluthochdruck und Fettstoffwechselstörungen wächst mit zunehmendem Übergewicht. Interessant in diesem Zusammenhang sind Daten, die darauf hinweisen, dass einem Diabetes eine ungünstige Veränderung der Darmflora vorausgehen kann. In einer Reihe wissenschaftlicher Studien konnte gezeigt werden, dass die Artenvielfalt der Darmbakterien bereits Monate bis Jahre vor der Entstehung der Zuckerkrankheit reduziert ist. Es siedeln sich vermehrt Bakterien an, die ungünstige Stoffwechselprodukte (unter anderem auch entzündungsfördernde) absetzen, während die „guten" Bakterien mit ihren positiven Reaktionsprodukten, wie etwa den kurzkettigen Fettsäuren, immer stärker ins Hintertreffen geraten. Die kurzkettigen Fettsäuren sind aber auch für den Zuckerstoffwechsel wichtig, denn sie gelangen über die Darmschleimhaut ins Blut und entfalten dort einen positiven Einfluss auf den Blutzuckerspiegel. Fehlen die „guten" Bakterien, wird damit nicht selten Glukoseverwertungsstörungen und letztlich einem Diabetes der Weg bereitet. Auch die Anwendung von Statinen, Blutdrucksenkern, Schmerzmitteln und anderen Medikamenten hat negative Auswirkungen auf das Darmmikrobiom.

Das Arzneimittel Metformin und die Darmbakterien

Diabetes mellitus Typ 2 wird sehr häufig mit dem Wirkstoff Metformin behandelt. Er drosselt die Neubildung von Glukose in der Leber und hat unter anderem auch einen positiven Einfluss auf den Insulinstoffwechsel. Inzwischen liegen Daten aus wissenschaftlichen Untersuchungen vor, die darauf schließen lassen, dass diese günstigen Wirkungen des Metformins zumindest teilweise über die Mitarbeit des Darmmikrobioms zustande kommen. Wie gezeigt werden konnte, begünstigt das Arzneimittel die Ansiedlung von Bakterien mit günstigen Reaktionsprodukten (kurzkettige Fettsäuren), was zur blutzuckersenkenden Wirkung von Metformin beitragen dürfte.

Besonders interessant sind neue Studien, die darauf hindeuten, dass auch das Darmbakterium *E(scherichia) Coli* hier „mitmischt“. Unter der Einwirkung von Metformin stellt es ein Stoffwechselprodukt namens „Agmatin“ her. Dieses Reaktionsprodukt scheint für die positive Wirkung des Metformins bei Typ-2-Diabetes eine wesentliche Rolle zu spielen. Nach Ansicht der Forscher der Universität Kiel, die an diesen Untersuchungen beteiligt waren, ist das Darmmikrobiom mitentscheidend, wenn es um die positive Wirkung des Arzneimittels beim Diabetes Typ 2 geht.

GUTE DARMKEIME KÖNNEN SICH POSITIV AUSWIRKEN

Wir haben ja bereits gehört, dass die Darmflora an der Entstehung von Bluthochdruck und Übergewicht einen maßgeblichen Anteil haben kann. Über das metabolische Syndrom wird diesbezüglich Ähnliches berichtet, es gibt interessante neue Informationen und Erkenntnisse. So hat man im Rahmen einer zwölf- beziehungsweise 24-wöchigen Beobachtungszeit erforscht, ob sich ein Multi-Spezies-Probiotikum (d. h. es besteht aus mehreren Bakterienarten) positiv auf den Insulinstoffwechsel auswirken könnte. Dazu haben 30 Frauen und Männer mit einem bestehenden Diabetes mellitus Typ 2 im Rahmen einer klinischen placebokontrollierten Doppelblindstudie täglich 4 Gramm einer speziell formulierten (zusammengestellten) medizinisch relevanten Bakterienmischung (OMNi-BiOTiC® *HETOX light*, Fa. Allergosan, Apotheke) eingenommen. Während und auch nach der Anwendungsphase wurden diverse Laborwerte zum Zucker- und Fettstoffwechsel sowie bestimmte Gewebshormone und Entzündungswerte ermittelt, untersucht und mit den Ausgangswerten verglichen. Ergebnis: Bereits nach einer dreimonatigen Anwendung hatten sich die Blutzuckerwerte deutlich verbessert. Die Insulinresistenz der Studienteilnehmer war nach der sechsmonatigen Anwendungsdauer – auch im Vergleich zur Placebo-Gruppe – signifikant reduziert. Und die Triglyzeridwerte konnten um etwa 50 Prozent gesenkt werden. Das Gesamt-Cholesterin verringerte sich um knapp 20 Prozent, und das Verhältnis des LDL- zum HDL-Cholesterin verbesserte sich zugunsten des „guten" HDL-Cholesterins.

Darüber hinaus konnte diese Untersuchung zeigen, dass sich die Entzündungswerte im Blut und auch der Anteil an Bauchfett vermindern ließen. Ebenso wurde ein günstiger Einfluss auf das Gewebshormon Adiponektin festgestellt, das von den Fettzellen freigesetzt wird. Adiponektin entfaltet eine Reihe von positiven Wirkungen auf den Zucker- und den Fettstoffwechsel und wirkt der Insulinresistenz entgegen. Bei langfristig erhöhten Insulinspiegeln nimmt die Menge des schützenden Hormons im Blut ab. Am Ende der hier erwähnten Untersuchung, also nach sechsmonatiger Anwendung der Bakterienmischung, konnte ein deutlicher Anstieg des Adiponektins – im Vergleich zum Studienbeginn – nachgewiesen werden. Insgesamt ergab sich eine Reihe positiver Effekte des Multi-Spezies-Probiotikums auf die Risikofaktoren, die zum metabolischen Syndrom führen, und damit insgesamt eine Schutzwirkung für die Blutgefäße.

KAPITEL 9

SCHÄDIGUNG DER BLUTGEFÄSSE DURCH HOMOCYSTEIN

EIGENSTÄNDIGER RISIKOFAKTOR FÜR HERZINFARKT UND SCHLAGANFALL

Homocystein ist eine α-Aminosäure, die beim Abbau und Umbau von körpereigenem Eiweiß (z. B. zur Herstellung von Enzymen und Hormonen) entsteht. Das Protein gilt als Risikofaktor für die Ausbildung von Herz-Kreislauf-Erkrankungen. Ein Zuviel an Homocystein bedeutet eine Vielzahl negativer Wirkungen auf die Gefäße: Der Eiweißbaustein fördert Entzündungen und schädigt die gefäßauskleidende Innenschicht.

Homocystein erhöht aber auch die Belastung durch freie Radikale und unterdrückt gleichzeitig Enzyme, welche die aggressiven Winzlinge abfangen wollen. Damit nimmt der oxidative Stress in unseren Gefäßen insgesamt zu – die Fette werden durch Reaktion mit Sauerstoff chemisch verändert und *in* den Wänden der Blutgefäße abgelagert. Mit den oxidierten LDL-Cholesterin-„Schaumzellen" kann nun die Plaquebildung beginnen. Darüber hinaus aktiviert das Eiweiß die Blutplättchen – dadurch wächst die Gefahr einer Gefäßverstopfung zusätzlich. Fatalerweise kann das Homocystein diese Angriffe hier ganz allein tätigen – es benötigt weder das Cholesterin noch den erhöhten Blutdruck. Der Eiweißstoff wird als völlig eigenständige Einflussgröße betrachtet, die den Gefäßen unabhängig von den sonstigen Risikofaktoren Schaden zufügen kann.

Mit zunehmendem Alter eines Menschen steigt die Konzentration dieses gefäßschädigenden Stoffs in seinem Blut an. Nach Expertenschätzungen geht von einem erhöhten Homocysteinspiegel ein dreimal höheres Risiko für Herz-Kreislauf-Erkrankungen aus als von einem erhöhten Cholesterinspiegel, und zu viel Homocystein bewirkt sogar ein doppelt so hohes Schlaganfallrisiko wie der ernst zu nehmende Bluthochdruck. Untersuchungen von Herzinfarkt- und Schlaganfallpatienten erbrachten in 40 bis 50 Prozent der Fälle erhöhte Homocysteinwerte.

SO WIRD MAN DAS SCHÄDLICHE HOMOCYSTEIN LOS

Bestimmte Enzyme können das im Körper anfallende Homocystein abbauen. Dazu benötigen sie allerdings bestimmte B-Vitamine als „Hilfsstoffe" – ohne Vitamin B_6, B_{12} und die Folsäure (ebenfalls ein B-Vitamin) sind diese Enzyme faul und schauen einfach nur zu, wie sich das gefährliche Homocystein im Blut anhäuft. Nehmen wir diese Vitamine allerdings in ausreichendem Maß auf, dann geraten die Homocystein-Fresserenzyme so richtig in Schwung: Der gefäßschädigende Einweißstoff wird aufgespalten und in andere, „gute" Eiweißbausteine (wichtige Aminosäuren) umgewandelt.

Wichtigster „Hilfsstoff" der Enzyme ist die Folsäure. Leider reagiert dieses Vitamin besonders empfindlich auf hohe Temperaturen, wie sie beim Erhitzen von Lebensmitteln auftreten. Die Verluste durch übliche Zubereitungsarten (Dünsten, Braten) können zwischen 30 und 90 Prozent betragen. Die Einnahme von Medikamenten, wie beispielsweise die Antibabypille oder andere Hormone, bestimmte Antibiotika oder Schmerzmittel (Acetylsalicylsäure), fördern den Folsäure-Mangel zusätzlich. Wer viel schwarzen Tee und Kaffee trinkt, läuft Gefahr, in einen Vitamin-B_6-Mangelzustand zu geraten. Die in den beiden Getränken enthaltenen Gerbstoffe hemmen die Aufnahme von Vitamin B_6 über den Darm. Kombinationspräparate, die das Vitamin enthalten, sollten deshalb nicht gleichzeitig mit Kaffee oder schwarzem Tee angewendet werden.

Auch der Alkohol raubt dem Körper die Vitamine B_6, B_{12} und die Folsäure. Vegetarier und Veganer haben häufig ein Defizit an Vitamin B_{12}, da dieses Vitamin überwiegend in tierischen Produkten zu finden ist (siehe die gegenüberstehende Tabelle). Wer sicherstellen möchte, dass er die hier beteiligten B-Vitamine regelmäßig und in ausreichender Menge aufnimmt dem können auch gut kombinierte Präparate empfohlen werden, die nicht nur diese Mikronährstoffe beinhalten, sondern weiterhin auch studiengeprüfte Pflanzenextrakte, die nachweislich die Durchblutung und die Sauerstoffsättigung des Blutes fördern.

Beispiele für Lebensmittel, die reich an Folsäure, Vitamin B_6 und Vitamin B_{12} sind

VITAMIN	LEBENSMITTEL
Folsäure	Spinat, Salat, Weißkohl, Grünkohl, Tomaten, Hülsenfrüchte, Innereien
Vitamin B_6	Weizenkleie, Innereien, Fisch, Meeresfrüchte, Fleisch, Walnüsse
Vitamin B_{12}	Innereien, Fleisch, Fisch, Milchprodukte, Sauerkraut, Bier

KAPITEL 10

UND WAS IST MIT STRESS?

DIE GRÖSSTE GEFAHR

Negativer Stress bildet ebenfalls eine Gefahr für unser Herz-Kreislauf-System. Zu den Charakteristika unseres Lebens in der heutigen Zeit gehören häufig Leistungs- und Termindruck, gesellschaftliche Ansprüche und ein vielfach „durchgestyltes" Freizeitverhalten. Die Weltgesundheitsorganisation (WHO) zählt Stress zu den größten Gefahren für unsere Gesundheit und prognostiziert, dass in nur wenigen Jahren jede zweite Krankmeldung auf den negativen (Di-)Stress zurückzuführen sein wird. Eine Studie, die im Auftrag einer großen Krankenkasse erstellt wurde, ergab, dass acht von zehn Deutschen ihr Leben als „stressig" empfinden, wobei jeder Fünfte die Folgen einer dauerhaften Belastung/Anspannung bereits in Form körperlicher Symptome (z. B. Bluthochdruck, Schlafstörungen, Gereiztheit) spürt. Auf der „Stress-Hitliste" stand mit etwa 60 Prozent der Beruf als Stressursache an erster Stelle, gefolgt von familiären Konflikten (47 %), Kindererziehung (46 %) und finanziellen Sorgen (40 %). Allerdings gehören auch Faktoren wie Umweltgifte, Luftschadstoffe und Lärm zu den Auslösern körperlicher Stressreaktionen. Stress macht krank. Das ist unstrittig. Das Risiko für Herz-Kreislauf-Erkrankungen, aber auch für andere Beschwerden wie beispielsweise Kopfschmerzen, Abwehrschwäche, Rückenschmerzen und Depressionen nimmt deutlich zu.

UMWELTSTRESS ERHÖHT DAS HERZINFARKT-RISIKO

Unsere Umwelt ist lauter und belastender geworden – das steht ganz außer Frage. Der dadurch erzeugte Stress zieht unter anderem auch das Herz-Kreislauf-System in Mitleidenschaft. Schon seit Längerem ist bekannt, dass beispielsweise Luftschadstoffe nicht nur für unsere Körperzellen Gift sind, sondern auch Entzündungen in den Blutgefäßen fördern. Lärm stresst ebenfalls und leistet neben anderem auch Schäden an den Blutgefäßen Vorschub. In einer Studie des Umweltbundesamtes in Berlin wurden die Auswirkungen von Lärmstress auf die Entstehung der Atherosklerose (und auch auf das Immunsystem) erforscht. Dazu wurden 1700 Menschen in lauten und weniger lauten Wohngebieten ärztlich untersucht. Dabei stellte sich heraus, dass bereits mittlere Schalldruckpegel (55 DbA) das Risiko für die Entwicklung eines Bluthochdrucks verdoppeln, anders als dies bei niedrigeren Schalldruckpegeln der Fall war. In einer weiteren Studie (Bundesanstalt für Arbeitsschutz und Arbeitsmedizin) wurde der Zusammenhang zwischen Umweltlärm und der Gefahr eines Herzinfarkts unter die Lupe genommen. Hier ergab sich (zumindest bei den beobachteten Männern) eine deutliche Erhöhung des Risikos – in Abhängigkeit von der Lärmstärke. Hohe Lärmpegel (> 65 dBA) außerhalb der Wohnung (z. B. Straßen- oder Verkehrslärm) brachten ein um bis zu 30 Prozent erhöhtes Risiko für den Herzinfarkt mit sich. Je länger die Betroffenen in lauten Wohngegenden wohnten, desto deutlicher zeigte sich der Zusammenhang.

ANGST FRISST DIE SEELE AUF – UND SCHÄDIGT DIE BLUTGEFÄSSE

Psychische Belastungen und negative Empfindungen bilden ebenfalls eine Gefahr für das Herz. Eine Untersuchung mit insgesamt knapp 300 herzgesunden Probanden ergab für die Teilnehmer mit traumatischen Belastungen ein deutlich höheres Risiko für eine eingeschränkte Herzfunktion (Herzinsuffizienz) oder die Entwicklung eines Herzinfarkts oder Schlaganfalls. Herz und Hirn sind offenbar enger verbunden, als man früher vermutet hatte – so die Forscher. Im Rahmen dieser Untersuchung wurden nicht nur die klassischen Herz-Kreislauf-Risikofaktoren (z. B. Bluthochdruck, Übergewicht etc.) dokumentiert sowie Hirnscans durchgeführt, sondern zusätzlich auch bestimmte Werte für den Hirnstoffwechsel, das Knochenmark und Entzündungen gemessen. Dabei stellten die Forscher fest, dass Stress und psychische Belastungen die Amygdala (den Mandelkern) in unserem Gehirn aktivieren. Dieser Komplex ist Teil des sogenannten limbischen Systems, das unter anderem bei der Verarbeitung von Gefühlen (z. B. Wut, Trauer, Enttäuschung, Angst) eine wesentliche Rolle spielt und auch für die Freisetzung von Endorphinen („Glückshormone") zuständig ist. Über eine Verknüpfung mit dem Hirnstamm beeinflusst die Amygdala auch wichtige Funktionen wie etwa das Herz-Kreislauf-System und die Atmung. Durch Stress wird dieser Komplex aktiviert und damit eine Wirkkaskade in Gang gesetzt, die auch die Bereitstellung von Stresshormonen und die Vermehrung von Entzündungsprozessen in den Blutgefäßen umfasst. Diese Untersuchung erbrachte einen deutlichen Zusammenhang zwischen emotionalem Stress und der Schädigung der Blutgefäße.

DER SÄBELZAHNTIGER IST AUSGESTORBEN

In Belastungssituationen fährt unser Körper ein Anpassungsprogramm wie in den Frühzeiten der Menschheit. Während (der damals zeitlich begrenzte) Stress bewirken sollte, dass ein Mensch sich fit machte für den Angriff oder um rasch die Flucht ergreifen zu können („fight or flight"), sind wir in unserer heutigen Zeit eher langfristigem Druck ausgesetzt. Damit wir körperlich rasch reagieren können, muss vor allem unser Herz-Kreislauf-System in Schwung gebracht werden. Unter dem Einfluss von Stresshormonen schlägt das Herz schneller, und der Blutdruck steigt an. Bleibt dies langfristig so, kann es dadurch zu einer Überbeanspruchung des Herzens kommen. Gleichzeitig erhöht sich der Bedarf an Energie, und es wird vermehrt Insulin ausgeschüttet. Erfolgt dies häufiger oder gar dauerhaft, droht die Insulinresistenz. Und damit wird der Weg in den Diabetes mellitus Typ 2 geebnet. Es werden auch mehr Fette verstoffwechselt, und dann schwimmen vermehrt freie Fettsäuren im Blut. Unter solchen Bedingungen werden auch entzündliche Prozesse in den Blutgefäßen befeuert. Das Risiko für Gefäßschäden und Herz-Kreislauf-Erkrankungen steigt deutlich an. Während diese körperliche Anpassungsreaktion an Stress für die Jäger und Sammler wertvoll und notwendig war, bringt sie uns in der heutigen Zeit mehr Nach- als Vorteile. Der Stress wird in der Regel nicht durch Bewegung „abgearbeitet", sondern vielmehr sehr häufig „ausgesessen", obgleich unser Körper noch immer reagiert wie damals, als jederzeit ein furchteinflößender Säbelzahntiger auftauchen konnte.

STRESS TREIBT DEN CHOLESTERINSPIEGEL IN DIE HÖHE

Dazu wurde in England eine interessante Untersuchung mit insgesamt knapp 200 Frauen und Männern durchgeführt. Die Studienteilnehmer unterzogen sich dabei freiwillig einem Stresstest. Zuvor und gleich danach wurden ihre Cholesterinwerte gemessen. Bei einem Teil der Probanden zeigte sich unmittelbar eine deutliche Erhöhung des Cholesterinwerts (LDL-Cholesterin). Bei anderen hingegen fiel der Anstieg moderat aus. Nach drei Jahren wurden dieselben Teilnehmer erneut untersucht. Mit einem erstaunlichen Ergebnis: Jene, deren Cholesterinspiegel seinerzeit nur geringfügig angestiegen war, hatten nun deutlich erhöhte Cholesterin-Blutwerte. Die Personen, die schon direkt nach dem Stresstest mit einer deutlichen Cholesterin-Erhöhung reagiert hatten, wiesen nach drei Jahren dreimal so häufig einen LDL-Wert im problematischen Bereich auf. Offensichtlich begünstigt Stress einen langfristigen Anstieg des schädlichen LDL-Cholesterins. Möglicherweise geschieht dies durch die vermehrte Bereitstellung von Fettsäuren und Glukose, oder die erhöhten Spiegel kommen durch eine stressbedingte Störung des Cholesterin-Abbaus zustande, so die Vermutungen. Zudem mehren sich die Hinweise darauf, dass Stress proentzündlich wirkt. Besonders interessant ist auch hier die Wirkung, die Stress auf unser Darmmikrobiom ausübt. Die Artenvielfalt der Bakterien im Darm wird verringert, was auch den Fettstoffwechsel negativ beeinflusst. Umgekehrt können „gute" Darmkeime (bestimmte Laktobazillen, Bifidobakterien) die „schlechten" Bakterien verdrängen und dazu beitragen, dass sich wieder die gewünschten gesundheitsfördernden Darmsymbionten ansiedeln. Hier kommt ein wesentlicher Aspekt hinzu: Wie wir seit Längerem wissen, kommunizieren unsere Darmbakterien mit unseren Gehirnzellen. Sie können positiv auf das gestresste „Nervenkostüm" einwirken und Entzündungen hemmen. Untersuchungen haben gezeigt, dass unter der Anwendung von Probiotika weniger Cortisol ausgeschüttet wird. Somit können die „guten" Darmkeime eine echte „entstressende" Wirkung entfalten, was nicht nur unseren Blutgefäßen zugute kommt, sondern auch Verdauungsbeschwerden vermindert.

TIPP

Versuchen Sie mal, Ihren Alltag aus der Vogelperspektive zu betrachten. Wie sieht Ihr Zeitmanagement aus? Haben Sie eine gute „Work-Life-Balance"? Achten Sie mehr auf sich. Weniger ist oft mehr. Und nehmen Sie bei psychischen Belastungen Hilfe (Freundeskreis, Gesprächstherapie) in Anspruch. Verhaltensweisen wie Wegschauen und Verdrängen können sich zu einem späteren Zeitpunkt rächen. Das Beste ist, sich seinen Problemen zu stellen.

KAPITEL 11

STATINE – CHOLESTERIN-SENKER MIT NEBEN-WIRKUNGEN

EIN LUKRATIVES GESCHÄFT

Cholesterinsenkende Medikamente vom Typus der Statine gehören weltweit zu den am meisten verkauften Arzneimitteln und bescheren den Pharmafirmen gigantische Umsätze – weltweit etwa 30 Milliarden Dollar. In den USA greifen rund 40 Prozent der Erwachsenen täglich zu einer solchen „Volkspille“. Obgleich Statine seit Jahrzehnten auf dem Markt sind und zu den besonders gut erforschten Arzneistoffen zählen, stehen sie immer wieder in der Kritik, denn ihre Anwendung ist nicht immer sinnvoll, zudem können sie eine Reihe von ernsten Begleiterscheinungen hervorrufen, die noch dazu nicht einmal selten sind. Deshalb muss bei jedem einzelnen Patienten vor dem Einsatz von Statinen das Nutzen-Risiko-Verhältnis sorgfältig abgewogen werden. Das „Gießkannenprinzip“ ist hier nicht angezeigt. In der Praxis werden Statine gemäß dem bereits erwähnten Risikoscore verordnet. Weitere Herz-Kreislauf-Risikofaktoren wie z. B. Bluthochdruck, Übergewicht, Diabetes mellitus Typ 2 und Rauchen werden in die Gesamtrisikobetrachtung miteinbezogen und daraus ein Score errechnet, der vorhersagen soll, wie hoch das Risiko des betreffenden Menschen ist, in den nächsten zehn Jahren an einem Herzinfarkt oder einer anderen tödlichen Gefäßerkrankung zu sterben. Liegt dieses Risiko bei mindestens 10 Prozent, dann muss das LDL-Cholesterin zwingend auf einen Wert unter 100 mg/dl im Blut abgesenkt werden. Dann werden die Statine in jedem Fall verordnet. Liegt der errechnete Risikoscore unter 10 Prozent, dann verzichtet man in Deutschland auf die Anwendung der Cholesterinsenker. In den USA ist die Grenze niedriger: Dort wird Erwachsenen bereits ab einem 10-Jahresrisiko-Score von 7,5 Prozent ein Statin verabreicht.

WIE WIRKEN STATINE?

Das erste Medikament dieser Art (Lovastatin) wurde bereits 1987 zugelassen. Seinerzeit war der Syntheseweg bei der körpereigenen Cholesterinproduktion schon etwa 20 Jahre lang bekannt. Auf der Basis dieser Erkenntnisse wurde der cholesterinsenkende Arzneistoff entwickelt. Der entscheidende Wirkmechanismus der Statine besteht in der Hemmung eines wichtigen Zwischenprodukts bei der Cholesterinsynthese in der Leber. Statine blockieren ein Enzym, das für die Herstellung dieser Vorstufe des Cholesterins zuständig ist. Damit entsteht weniger von diesem Fett im Körper, und zudem bilden die cholesterinhungrigen Zellen vermehrt „Andockstellen" (Rezeptoren) aus, mit deren Hilfe sie das über die Nahrung aufgenommene Fett aus dem Blut herausfischen. Vom Wirkprinzip her ist das ein Mechanismus, der an den Ursachen ansetzt. Die Cholesterinproduktion wird blockiert und das im Blut umherschwimmende Fett am „Schlafittchen gepackt". Zusätzlich und unabhängig davon hat man weitere Vorzüge der Statine ausmachen können: Sie wirken entzündungshemmend und stabilisieren die Oberfläche brüchiger Plaques in den Blutgefäßen. Diese reißen dann nicht so leicht auf, dadurch wird die Gefahr der Bildung eines Blutgerinnsels vermindert. Sie scheinen auch die Durchblutung positiv zu beeinflussen. Insgesamt geht man davon aus, dass diese Zusatzeffekte der Statine mindestens genau so bedeutend sind wie ihre Fähigkeit, die Menge des „schlechten" Cholesterins zu senken.

Kompliziert: Nicht alle Statine zeigen dieselbe Wirkung

Statin ist allerdings nicht gleich Statin. Da gibt es höchst unterschiedliche Namensbezeichnungen, so sind sie beispielsweise als Atorvastatin, Simvastatin, Fluvastatin und Pravastatin bekannt. So unterschiedlich die Namen der Statingruppen sind, so verschieden können auch die Dosierungsempfehlungen, die Anwendungen und letzten Endes auch das Ausmaß der cholesterinsenkenden Wirkung sein.

Zwischen 10 und 80 mg Statin werden – je nach Statinsorte – zur täglichen Anwendung empfohlen. Die Aufnahme aus dem Darm ist unterschiedlich gut, und auch die Abbauzeit des jeweiligen Medikaments sowie die Ausscheidungsrate (Niere, Stuhl) variiert von Statin zu Statin. Da wundert es einen nicht wirklich, dass auch die cholesterinsenkende Wirkung höchst unterschiedlich ausfallen kann: Ein erhöhter Cholesterinspiegel kann um etwa 20 und bis zu 50 Prozent gesenkt werden – je nach dem verwendeten Statin und dem Ausgangswert des Gesamt-Cholesterins. Doch auch die anderen (Zusatz)Wirkungen der Statine können sich sehr gründlich voneinander unterscheiden, und hier wird es problematisch. So wird etwa durch manche Vertreter der Statingruppe (z. B. Atorvastatin) die Durchblutung nicht gefördert, sondern – im Gegenteil (!) – die Blutgerinnung sogar begünstigt. Für Pravastatin und Lovastatin liegen diesbezüglich völlig widersprüchliche Ergebnisse aus wissenschaftlichen Untersuchungen vor. Demnach hängt die mit Statinen tatsächlich zu erzielende Wirkung auch von der verwendeten Tagesdosis ab. So hat man beispielsweise beim Atorvastatin unter niedrigen Dosierungen einen Anstieg des „guten" HDL-Cholesterins beobachtet, durch höhere Zufuhrmengen dagegen wurde das HDL-Cholesterin gesenkt. Diese Variabilitäten innerhalb der Statingruppe erschweren auch die Auswertung von Studien beziehungsweise Vergleiche von klinischen Untersuchungen zur Anwendung und Wirkung verschiedener Statine.

Beeinflusst die Darmflora die Wirkung?

Die Wirkstoffe von Arzneimitteln werden in unserem Körper in einer komplizierten Abfolge von Reaktionen umgesetzt. In ihrer Funktion als Ausscheidungsorgane haben die Leber und die Nieren dabei von Haus aus großen Einfluss auf die Wirkung und die entstehenden Nebenwirkungen. Aber auch das Mikrobiom des Darms hat hier ein Wörtchen mitzureden, und dabei geht es nicht nur darum, dass die wertvollen Darmkeime grundsätzlich durch Medikamente geschädigt werden können. Nein, sie können auch einen aktiven Beitrag zu deren Wirkung leisten – diese Vermutung wurde zumindest bezüglich der Wirkung von Statinen geäußert. Eine von der Berliner Charité veröffentlichte Untersuchung erbrachte (im Tierversuch) Hinweise darauf, dass der cholesterinsenkende Effekt des Statins Atorvastatin tatsächlich von den im Darm vorhandenen Bakterien beeinflusst wird. In einem Versuch mit Mäusen verglichen die Forscher die Wirkung des Statins bei Mäusen mit intakter Darmflora und die mit keimfreiem Darm. Eine Gruppe der Tiere bekam eine Standardnahrung mit normalem Fettgehalt, die andere ein cholesterinreiches Futter und ein Teil eben zusätzlich Atorvastatin. Dann verglich man die Ansiedlung von Darmkeimen unter beiden Ernährungsformen. Zudem wurde die Wirkung des Statins überprüft. Es zeigte sich, dass die mit viel Fett versorgten Mäuse reichlich Bakterien der Gattung Firmicutes („Dickmacherbakterien") und wenig Bacteroides („Schlankmacherbakterien") im Darm entwickelten beziehungsweise aufwiesen. Bei der Mäusegruppe, die am Beginn des Versuchs einen bakterienfreien Darm hatte und ein fettreiches Futter erhielt, zeigte das Statin eine deutlich schlechtere Wirkung als bei den fettreich ernährten Mäusen, deren Darmflora am Anfang intakt war. Dieses Ergebnis liefert einen interessanten Hinweis, der die unterschiedlichen Ansprechraten der Menschen auf die Cholesterinsenker zumindest miterklären könnte.

FRAGLICH – ÜBERLEBENSVORTEIL DURCH STATINE

Es gibt sie, die großen Studien, die allgemein auf einen Überlebensvorteil durch die Anwendung von Statinen hindeuten. Dies gilt zumindest für deren Einsatz nach einem erfolgten Herzinfarkt (Sekundärprävention). Jedoch nicht alle Statine erzielen dabei eine vergleichbare gute Wirkung, auch hier gibt es Unterschiede von einer Sorte zur anderen. Schließlich ist auch anzumerken, dass viele dieser Untersuchungen von großen Pharmafirmen gesponsort wurden, was die angebliche völlige Neutralität der Auswertungen doch zweifelhaft erscheinen lässt.

Werden Statine hingegen vorbeugend – zur Vermeidung eines Erstereignisses – eingesetzt (Primärprävention), scheinen die Pillen definitiv wenig zu bringen. Schaut man sich den absoluten Nutzen der Statine in diesem Bereich an, dann trifft man auf ernüchternde Fakten. Die statistische Auswertung großer Studien ergab Folgendes: Wenn 400 Personen ein ganzes Jahr lang täglich diese Cholesterinsenker schlucken, dann kann dadurch bei einer einzigen Person (!) ein Herzinfarkt verhindert werden.

Eine Metaanalyse, in deren Rahmen insgesamt 28 Studien mit annähernd 190 000 Teilnehmern ausgewertet wurden, kam zu folgendem Schluss: Wurden die Statine von älteren Menschen eingenommen, bei denen – trotz erhöhter Cholesterinwerte – keine Hinweise auf Gefäßschädigungen zu finden waren, dann brachten die Pillen nichts. Diejenigen älteren Studienteilnehmer hingegen, deren Gefäße nachgewiesenermaßen bereits verändert beziehungsweise geschädigt waren, konnten von der Statintherapie profitieren. Der mögliche Gesundheitsnutzen hängt aber insgesamt nicht nur vom Alter des jeweiligen Patienten, sondern zusätzlich auch vom jeweils verwendeten Statin ab. Und schließlich: Menschen ab einem Lebensalter von 70 Jahren haben von den Pillen keinerlei Vorteil, wenn es um die Vermeidung eines tödlichen Herzinfarkts beziehungsweise um eine längere Lebensdauer geht.

Angesichts all dieser zum Teil doch sehr uneinheitlichen Ergebnisse von Untersuchungen der Statine erscheint es ratsam, den Einsatz dieser Cholesterinsenker kritisch zu hinterfragen. Das gilt vor allem für die Pillen, die Patienten mit einem vorhandenen erhöhten Cholesterinspiegel zur Vorbeugung vor einem Herzinfarkt (Primärprävention) verabfolgt werden sollen. Allerdings sind Patienten unbedingt davor zu warnen, eigenmächtig zu handeln und die verordneten Medikamente ohne Rücksprache mit ihrem behandelnden Arzt abzusetzen.

DIE LISTE MÖGLICHER NEBENWIRKUNGEN IST LANG

Zusätzlich problematisch für die Beurteilung der Wirkungen von Statinen ist die Tatsache, dass viele Patienten diese Arzneimittel nicht regelmäßig einnehmen oder die Therapie gar vorzeitig abbrechen. Hierbei dürften die auftretenden Begleiterscheinungen eine große Rolle spielen. Die Liste der möglichen Nebenwirkungen (siehe die Übersicht am Abschnittsende) ist tatsächlich lang, und neben weniger gravierenden kann es auch zu sehr schwerwiegenden Ereignissen kommen. Insgesamt sind etwa 300 mögliche Nebenwirkungen bekannt. Am häufigsten treten Muskelschmerzen auf. Körperlich aktive Menschen klagen häufiger über solche Beschwerden als Personen, die viel sitzen. Während in Studien zur Verträglichkeit von Statinen die Häufigkeit von Muskelproblemen (Steifheit, Krämpfe, Verspannungen, Schwäche) nur mit etwa 5 bis 10 Prozent angegeben wird, haben Beobachtungen aus der klinischen Praxis eine Häufigkeit von bis zu 30 Prozent erbracht. Dafür gibt es verschiedene Gründe, unter anderem werden in manchen Studien Personen mit Muskelschmerzen ausgeschlossen, oder diese Beschwerden werden nicht korrekt erfasst. Doch selbst, wenn man eine Häufigkeit von „nur“ 10 Prozent zugrunde legt, sind in Deutschland etwa 500 000 Menschen betroffen. Ihre Lebensqualität ist häufig deutlich reduziert, was dazu führt, dass diese Patienten das betreffende Medikament nicht mehr regelmäßig einnehmen oder gar ganz absetzen.

In einem solchen Fall sollte man entweder Therapiepausen oder den Wechsel zu einem anderen Statin in Betracht ziehen, denn nicht alle Medikamente dieser Gruppe rufen Muskelschmerzen im selben Ausmaß hervor. Ein extremes Beispiel einer Muskelschädigung durch Statine ist die sogenannte Rhabdomyolyse (die Auflösung quergestreifter Muskelfasern), die vor knapp 20 Jahren zu Todesfällen führte, was bewirkte, dass ein bestimmtes Statin vom Markt genommen wurde. Die Rhabdomyolyse verursacht den Untergang von Muskelzellen, dabei treten größere Mengen an rotem Muskeleiweiß (Myoglobin) aus, die von der Niere ausgeschieden werden. Bei diesem Vorgang können die Eiweißmoleküle ausfallen, was zu akutem Nierenversagen und letztlich zum Tod führen kann. Auch bei den heutzutage zugelassenen Wirkstoffen kann eine Rhabdomyolyse auftreten, was unter anderem auch im Beipackzettel dieser Medikamente vermerkt ist. Die Wahrscheinlichkeit für ein solches Ereignis ist mit 1 zu 10 000 an sich zwar gering, sie kann aber durch die gleichzeitige Einnahme anderer Arzneimittel (so etwa bestimmte Antibiotika, Blutdrucksenker, Mittel gegen Herzrhythmusstörungen) ansteigen. Auch der Konsum von Grapefruitsaft trägt zur Risikoerhöhung bei, denn dessen Inhaltsstoffe wirken dem Abbau der Statine im Körper entgegen und sorgen dadurch für einen deutlichen Anstieg der Arzneimittelkonzentration.

Mögliche Nebenwirkungen der Statine

- Abnahme der geistigen Leistungsfähigkeit
- Atembeschwerden
- Blutbildveränderungen
- Diabetes
- Gelenkbeschwerden
- Geschmacksstörungen
- Haarausfall
- Hautirritationen
- Kopfschmerzen, Migräne
- Lähmungserscheinungen
- Leberschädigung
- Magen- und/oder Darmstörungen
- Muskelschwäche, Muskelschmerzen
- Nierenschäden
- Psychische Störungen
- Schlafstörungen
- Schwindel
- Sehstörungen
- Sodbrennen
- Wasseransammlungen

GENE BEEINFLUSSEN DIE VERTRÄGLICHKEIT

Bei der Verträglichkeit von Statinen spielen viele Faktoren eine Rolle. So steigt das Risiko für Nebenwirkungen im hohen Alter an, was Frauen im Allgemeinen häufiger betrifft als Männer. Auch die Anwendung weiterer Medikamente (z. B. Antibiotika) oder bestehende Erkrankungen (z. B. Diabetes mellitus, Schilddrüsenerkrankung) kann die Gefahr einer schlechten Statinverträglichkeit erhöhen. Darüber hinaus besteht ein genetischer Einfluss. Statine werden von bestimmten Transportproteinen im Körper in die Leber gebracht, wo sie, wie bereits erwähnt, die Produktion des Cholesterins drosseln beziehungsweise blockieren. Für die Herstellung der Transportproteine sind bestimmte Gene zuständig, diese können in mehreren Varianten (Polymorphismen) auftreten. So sind Polymorphismen bekannt, die Transportproteine hervorbringen, deren Ladekapazität für die Cholesterinsenker vermindert ist. Dadurch verbleibt mehr von diesen Wirkstoffen im Blut. In diesen Fällen kann das Risiko für Muskelbeschwerden deutlich erhöht sein. Wieder andere Ausprägungen dieser Gene bewirken, dass die Statine besonders gut über den Darm aufgenommen werden und sich dadurch hohe Konzentrationen im Blut ansammeln können. Auch hier ist das Risiko für Nebenwirkungen besonders hoch. Um festzustellen, ob man Träger solcher veränderten oder variierten Gene ist, empfiehlt es sich – vor allem wenn man einer der Risikogruppen angehört –, sein Blut vorab mithilfe spezieller molekularbiologischer Tests labormedizinisch untersuchen zu lassen. Dies ist ebenfalls ratsam, wenn die Verträglichkeit unter der Statinanwendung schlecht ist, sich gravierende Nebenwirkungen einstellen und unklar ist, ob die Medikamente weiterhin eingenommen werden können. Diese hochspeziellen Testsysteme werden neuerdings von bestimmten Laboren angeboten (z. B. GANZIMMUN Diagnostics, Mainz, Kontaktdaten im Anhang).

EIN SCHLECHTER TAUSCH: CHOLESTERIN IM NORMBEREICH – DAFÜR DIABETESKRANK?

Es liegen Hinweise darauf vor, dass unter der Anwendung von Statinen das Risiko für Diabetes Typ 2 ansteigt, wobei die Gefahr von Statin zu Statin unterschiedlich ist und auch von der Dosierung abzuhängen scheint. Höhere Dosierungen bergen ein größeres Risiko als niedrigere Aufnahmemengen. Bislang ging man allerdings von einer geringen Risikoerhöhung aus. Nun hat eine aktuell (2019) veröffentlichte Studie gezeigt, dass die Problematik doch umfassender ist als bislang angenommen. Im Rahmen dieser Studie wurden die Daten von insgesamt etwa 9500 Personen ausgewertet, die über 15 Jahre hinweg beobachtet wurden und zu Beginn dieser Beobachtungszeit nicht an Diabetes erkrankt waren. Man verglich das zahlenmäßige Auftreten der Zuckerkrankheit (Typ 2) bei den Teilnehmern, die kein Statin einnahmen, mit den Diabetesfällen bei jenen Probanden, die in dieser Zeit das Medikament schluckten. Es ergab sich eine Risikoerhöhung um 38 Prozent für die Pillenkonsumenten, was doch ein ganz erhebliches Gefahrenpotenzial darstellt. Es bedeutet nämlich im Klartext, dass in der Gruppe der Statinanwender auf 100 Personen 38 *zusätzliche Fälle* von Diabetes mellitus Typ 2 kamen. Besonders ausgeprägt war dieser Zusammenhang bei Personen mit Übergewicht. Das ist ein brisantes Ergebnis, denn Diabetes ist ja – wie bereits erwähnt – schon für sich alleine betrachtet ein eindeutiger Risikofaktor für Herzinfarkt oder Schlaganfall. Bei Diabetikern treten diese Ereignisse nahezu doppelt so häufig ein wie bei Stoffwechselgesunden. Man vermutet, dass der Wirkstoff der Statine die Vorgänge in der Bauchspeicheldrüse, den Insulinstoffwechsel und die Zuckertoleranz nachteilig beeinflusst.

ERHÖHEN STATINE DAS KREBSRISIKO?

Diese Frage lässt sich nicht ganz eindeutig beantworten, denn die wissenschaftlichen Studien auf diesem Gebiet geben unterschiedliche Hinweise. Sicher spielen bei den Unklarheiten auch hier die verschiedenen Statinsorten und die diversen Dosierungsempfehlungen eine wichtige Rolle. Für ein Aufhorchen sorgte die SEAS-Studie, eine Untersuchung, die 2008 veröffentlicht wurde. Laut deren Ergebnissen war unter der Anwendung eines Statins beziehungsweise einer Kombination aus einem Statin und einem weiteren cholesterinsenkenden Wirkstoff ein deutlicher – um bis zu 80 Prozent erhöhter – Anstieg von Krebserkrankungen zu beobachten. Auch das Sterberisiko für Krebs war bei den Anwenderinnen und Anwendern dieser Arzneimittel – im Vergleich zum Placebo – erhöht. Besonders brisant: Hier konnte noch nicht einmal ein direkter positiver Einfluss auf bestehende Gefäßprobleme nachgewiesen werden! Weitere, längerfristige Beobachtungen konnten dieses Ergebnis allerdings nicht bestätigen. Grundsätzlich wirken Statine auf die Immunabwehr und die Verteidigung des Körpers im Kampf gegen Krebszellen ein – möglicherweise sogar schützend. Aus Laborversuchen liegen Hinweise darauf vor, dass Statine der Vermehrung von Tumorzellen unter Umständen sogar entgegensteuern können. In einer groß angelegten Metaanalyse wurden zahlreiche Studien mit rund 32 000 Statinanwenderinnen und -anwendern sowie rund 32 000 Personen, die keine solchen Pillen einnahmen, ausgewertet. Im Ergebnis kam man zu dem Schluss, dass die Cholesterinsenker weder eine krebsfördernde noch eine krebsreduzierende Wirkung haben.

Was den Einfluss von Statinen auf die Krebsgefahr beziehungsweise das Krebsrisiko angeht, kann man dann wohl Entwarnung geben.

TRÜBE AUSSICHTEN FÜR DAS GEDÄCHTNIS

Unser Gehirn braucht Cholesterin, das wissen wir ja bereits. Aber beeinflusst die Absenkung des Cholesterinspiegels durch Statine denn auch den Nervenstoffwechsel? Eine vor wenigen Jahren veröffentlichte Untersuchung ergab, dass es unter der Einnahme cholesterinsenkender Medikamente häufiger zu Beeinträchtigungen der geistigen Leistungsfähigkeit kommt. Innerhalb der ersten 30 Tage der Anwendung litten die Menschen, die diese Medikamente einnahmen, viermal so oft unter Gedächtnisstörungen wie andere, die keine solchen Pillen schluckten. Das Spektrum, das sich hier eröffnete, reichte von geringfügigen Gedächtnisbeeinträchtigungen über Verluste des Kurzzeitgedächtnisses bis hin zum Totalausfall des Erinnerungsvermögens. Dabei zeigte sich, dass Patienten mit höheren Dosierungen diesbezüglich stärker gefährdet und betroffen waren als solche, die geringere Mengen einnahmen. Die US-amerikanische Arzneimittelbehörde FDA (Food and Drug Administration) ergänzte daraufhin ihre Sicherheitsinformationen mit dem Warnhinweis zu potenziellen Aufmerksamkeitsstörungen und Gedächtnisverlusten. Unter Statinen auftretende Nebenwirkungen im Bereich der Gehirnleistung sind allerdings reversibel, sie gehen nach Absetzen des Medikaments zurück. Auch der Zusammenhang zwischen dem erniedrigten Cholesterinspiegel und Depressionen ist hier interessant. So erbrachte eine Untersuchung der Universität in Montpellier ein erhöhtes Risiko für depressive Verstimmungen bei Männern mit niedrigen LDL-Werten. Dafür wurden insgesamt etwa 1000 Frauen und etwa 750 Männer ab einem Lebensalter von 65 Jahren über einen Zeitraum von sieben Jahren hinweg untersucht. Die Resultate der Blutfettwerte-Messungen wurden zu den Stimmungslagen beziehungsweise dem Auftreten von Depressionen bei den Teilnehmern in Bezug gesetzt. Im Ergebnis zeigte sich, dass Männer mit einem erniedrigten LDL-Cholesterinwert (< 160 mg/dl) ein etwa doppelt so hohes Risiko tragen, an einer Depression zu erkranken, wie Männer

Schwanger? Finger weg von Statinen!

Schwangere und stillende Frauen sollten ja prinzipiell sehr vorsichtig sein mit der Einnahme von Medikamenten. Und das gilt auch für cholesterinsenkende Mittel. Bislang waren die Empfehlungen hier unklar. Doch inzwischen liegen Hinweise darauf vor, dass die Cholesterinsenker fruchtschädigend wirken und unter Umständen Fehlbildungen bei den Neugeborenen verursachen können. Dazu wurden unter anderem Untersuchungen an tierischen und menschlichen Zellen durchgeführt. Außerdem gibt es eine (seltene) genetisch bedingte Erkrankung (Smith-Lemli-Opitz-Syndrom, SLO), bei der die betroffenen Neugeborenen zu wenig Cholesterin im Körper bilden können. Sie leiden unter Entwicklungsstörungen verschiedener Organe (Herz, Niere) und kommen mit vergleichsweise sehr kleinen und mehr oder weniger stark deformierten Köpfen zur Welt. Hier stellt sich die Frage, ob die verminderte körpereigene Cholesterinproduktion für diese Schäden verantwortlich sein kann. Man hat sowohl in Untersuchungen mit Tieren, mit tierischen und auch menschlichen Zellen festgestellt, dass Statine die Ausbildung von Strukturen auf der Zelloberfläche (Zellfortsätze, fachsprachlich Zilien) beeinträchtigen. Diese spielen unter anderem für die Beweglichkeit des Nervenwassers eine Rolle, aber auch für die Weitergabe von Information von Zelle zu Zelle innerhalb eines Gewebes beziehungsweise Organs. Man geht davon aus, dass die durch die Statine beziehungsweise den dadurch entstehenden verminderten Cholesterinwert hervorgerufenen Schäden an den Zilien für die Fehlbildungen verantwortlich sind. Obgleich hier die abschließende Beweisführung noch aussteht, kann man schwangeren und stillenden Frauen von der Anwendung dieser Medikamente nur abraten.

mit höheren LDL-Cholesterinwerten. Bei den Frauen hingegen schien die Konzentration des HDL-Cholesterins ausschlaggebend zu sein: Bei einem zu niedrigen HDL-Wert war die Gefahr für die Entwicklung dieses Krankheitsbilds um den Faktor 1,5 erhöht. Folglich ist vor allem bei älteren Menschen auf die Cholesterinwerte und – insbesondere bei Männern – darauf zu achten, dass der LDL-Cholesterinwert nicht zu stark abgesenkt wird.

EIN NEUER CHOLESTERINSENKENDER WIRKSTOFF: PCSK9-HEMMER

Wie wir gehört haben, sind die Statine bei der Senkung der Cholesterinwerte nicht immer zielführend. Inzwischen wurde ein neuer Arzneistoff entwikkelt, der, in Kombination mit Statinen, eine sehr gute Wirksamkeit verspricht. Es handelt sich um die sogenannten PCSK9-Hemmer, (monoklonale) Antikörper, die mittels Infusion in den Körper eingebracht werden. Sie haben die Aufgabe, ein bestimmtes Enzym (Proproteinkonvertase Subtilisin/Kexin Typ 9) zu hemmen. Diese Enzymmoleküle besetzen die Andockstellen (Rezeptoren) an der Oberfläche der Leberzellen, die eigentlich dem LDL-Cholesterin vorbehalten sind. Normalerweise wird der Cholesterinbaustein vom LDL-Rezeptor aufgenommen, ins Zellinnere transportiert und dort abgebaut. Der Rezeptor wird vom Cholesterin getrennt und wandert wieder an die Zelloberfläche, wo er weitere Cholesterinbausteine in Empfang nehmen kann. Sitzen auf diesen Andockstellen nun aber auch die Enzymbausteine, dann wird im Zellinneren nicht nur das Cholesterin abgebaut, sondern auch die LDL-Rezeptoren. Deren Abnahme bewirkt einen Anstieg des Cholesterinspiegels im Blut.

Mithilfe der monoklonalen Antikörper (PCSK9-Hemmer) gelingt es, das Enzym unschädlich zu machen, und damit die Lebensdauer der LDL-Rezeptoren zu erhöhen. In der Folge kann mehr Cholesterin aus dem Blut „abgefischt" und umgesetzt werden. Dadurch sinkt der Blutfettspiegel. Studien zufolge lässt sich der Gesamt- beziehungsweise LDL-Cholesterinwert durch PCSK9-Hemmer in Kombination mit einem Statin um etwa 50 Prozent stärker senken als durch ein Statin alleine. Jedoch fehlt es (bisher) an Studien, die belegen, dass damit die Lebensdauer tatsächlich verlängert werden kann. Darüber hinaus ist diese Therapie sehr teuer und wird nur bei der Erfüllung strenger Kriterien (z. B. bei familiär bedingten Fettstoffwechselstörungen) eingesetzt.

DIE POLYPILLE – DER WEISHEIT LETZTER SCHLUSS?

Viele Menschen mit Herz-Kreislauf-Erkrankungen leiden nicht nur unter erhöhten Cholesterinwerten, sondern haben beispielsweise auch Probleme mit einem (zu) hohen Blutdruck. Im Jahr 2003 erlangte die Idee eines britischen Forschers große Aufmerksamkeit: Prof. Nicolas J. Wald vom Wolfson Institute for Preventive Medicine in London schlug vor, man solle doch zur Behandlung von Herz-Kreislauf-Risikofaktoren statt einzelner Pillen mit jeweils nur einem Wirkstoff lieber ein einziges Kombinationspräparat einsetzen. Dazu hatte er eine Reihe von Studien und Metaanalysen ausgewertet. Er vertrat die Meinung, dass eine solche kombinierte Anwendung weitaus besser vor Herzinfarkt und Schlaganfall schützen könne als die einzeln verabreichten Medikamente. Seine These gipfelte in der Aussage, dass dadurch die Rate der Herz-Kreislauf-Erkrankungen um 80 Prozent gesenkt und die Lebenserwartung um 11 Jahre gesteigert werden könnte. Im Einzelnen sollte die Polypille mehrere Wirkstoffe zur Senkung von erhöhtem Blutdruck, Acetylsalicylsäure für eine bessere Durchblutung, Folsäure gegen den erhöhten Homocysteinwert sowie ein Statin zur Senkung des erhöhten

Gesamt- und des LDL-Cholesterinwerts enthalten. Insgesamt sollten in dieser Multitablette fünf Wirkstoffe zusammengefasst sein. In der Polyran-Studie, einer groß angelegten iranischen Studie, wurde nun im Rahmen einer fünfjährigen Beobachtungszeit eine solche Polypille (mit vier Wirkstoffen) auf ihre Wirkung und Verträglichkeit hin untersucht. An dieser Untersuchung nahmen etwa 7000 auf dem Land lebende iranische Frauen und Männer im Alter zwischen 40 und 75 Jahren teil. Man prüfte die Wirkung der Kombipille in Bezug auf das erstmalige Auftreten von Herzinfarkt und Schlaganfall (primäre Vorbeugung) und das erneute Vorkommen von Herz-Kreislauf-Ereignissen (sekundäre Vorbeugung) im Vergleich zu den Einzelwirkungen der Arzneistoffe. Bei einer Zwischenauswertung ergab sich unter anderem, dass die cholesterinsenkende Wirkung der Multipille weniger gut war als durch die Verabfolgung des Statins (Simvastatin) alleine. Die Blutdrucksenkung dagegen gelang mit der Polypille besser als mit Einzelwirkstoffgaben. In der erst kürzlich vorgenommenen Endauswertung war zu lesen, dass das Risiko für schwerwiegende Herz-Kreislauf-Erkrankungen im Vergleich zur Kontrollgruppe (welche die Medikamente einzeln verabfolgt bekam) um 37 Prozent gesenkt werden konnte. Man zog daraus den Schluss, dass der Einsatz der Polypille in Landstrichen und Gegenden mit einer geringen medizinischen Grundversorgung sinnvoll sein könnte. Obwohl das Kombinationsmedikament im Allgemeinen als „gut verträglich“ bezeichnet wird, waren in der Gruppe mit der Polypille mehr „Studienabbrecher“ und eine höhere Nebenwirkungsrate zu verzeichnen als bei den Teilnehmern, die Pillen mit Einzelwirkstoffen einnahmen.

KAPITEL 12

NATURSTOFFE STATT STATINE

TIME OUT FÜR HOHE CHOLESTERINWERTE – MIT FERMENTIERTEM ROTEM REIS

Es gibt eine ganze Reihe von Möglichkeiten, wie man den Cholesterinspiegel auf natürliche Art und Weise beziehungsweise mithilfe von Naturstoffen senken kann. Hier ist etwa der fermentierte rote Reis zu nennen, der seit vielen Jahren in der Naturheilkunde eingesetzt wird.

Er ist aber nicht mit dem haushaltsüblichen normalen Reis (auch nicht mit dem rotschaligen) zu verwechseln! Der fermentierte rote Reis – oder auch „Rotschimmelreis" – erhält seine Farbe durch bestimmte Mikroorganismen, die im Fermentationsprozess aktiv sind und die rot-braunen Farbstoffe bilden. Zur Fermentation werden weiße Reiskörner mit dem Hefepilz *Monascus purpureus* geimpft. Im Zuge dieser Reaktion entstehen neben den Farbstoffen eine Reihe interessanter Stoffwechselprodukte. Der rote Reis ist in der Traditionellen Chinesischen Medizin (TCM) schon seit Jahrhunderten als Heilmittel bekannt, das üblicherweise auch häufig bei Durchblutungsstörungen angewandt wurde. Seit einigen Jahrzehnten steht der rote Reis auch bei uns in Europa im Fokus der Forschung. Inzwischen ist bekannt, dass die beim Fermentationsprozess entstehenden Monacoline (vor allem Monacolin K) einen positiven Einfluss auf erhöhte Blutfettwerte haben. Monacolin K hemmt nämlich ein wichtiges Enzym im Körper, das für die Cholesterinsynthese benötigt wird. Dadurch gelingt es, den erhöhten Gesamt- und LDL-Cholesterinwert zu senken. Gleichzeitig wurden unter der Anwendung in wissenschaftlichen Untersuchungen auch ein Anstieg des (guten) HDL-Cholesterins sowie eine Verringerung erhöhter Triglyzeridwerte beobachtet.

Studien belegen eine Verbesserung des Blutfettspiegels

Eine Reihe von Daten aus Studien belegt, dass sich durch den Einsatz von Monacolin K nicht nur die Blutfettwerte verbessern, sondern auch das Risiko für

Herz-Kreislauf-Erkrankungen vermindert werden kann. Mit einer groß angelegten Untersuchung, in deren Rahmen mehr als 9 600 Anwenderinnen und Anwender über einen Zeitraum von vier bis zwölf Wochen beobachtet wurden, konnte die Wirksamkeit des Naturstoffs klar bestätigt werden. Durch Monacolin K ließ sich das Gesamt-Cholesterin – im Vergleich zur Kontrollgruppe – um 35 mg/dl, das LDL-Cholesterin um 28 mg/dl und die Triglyzeride ebenfalls um 35 mg/dl senken. Gleichzeitig wurde ein Anstieg des (guten) HDL-Cholesterins gemessen. Die positive Wirkung von Monacolin K auf den Blutfettspiegel ist allerdings an die Zufuhr von 10 mg/Tag geknüpft. Inzwischen wird diese Dosierung allerdings kritisch gesehen, denn obwohl der fermentierte rote Reis allgemein als gut verträglich gilt, kann es bei einer Dosierung von 10 mg Monacolin K/Tag auch zu unerwünschten Begleiterscheinungen wie etwa Muskelbeschwerden kommen. Schließlich steht der zugrunde liegende Wirkmechanismus, der für die Senkung erhöhter Cholesterinspiegel verantwortlich ist (Hemmung des cholesterinaufbauenden Enzyms), mit jenem der Statine auf einer Stufe.

Monacolin K wirkt auch in geringerer Dosierung

Ob Monacolin K aus fermentiertem rotem Reis auch in einer geringeren Dosierung wirksam und die Therapie damit noch besser verträglich ist, wurde in weiteren wissenschaftlichen Untersuchungen erforscht. In einer placebokontrollierten Studie, die mit insgesamt 150 Probanden durchgeführt wurde, überprüfte man die Wirkung der täglichen Gabe von 3 mg Monacolin K aus fermentiertem rotem Reis auf die Blutfettwerte der Probanden. Dazu nahm die Hälfte der Studienteilnehmer täglich eine Tablette (ArmoLIPID®), die 3 mg Monacolin (und neben anderem auch noch Folsäure sowie Coenzym Q10) enthielt, während die andere Hälfte der Studienteilnehmer täglich das gleich aussehende Placebopräparat schluckte. Die Blutfettwerte (Gesamt- und LDL-Cholesterin) wurden vor Studienbeginn und sowohl nach einer sechswöchigen als auch nach einer zwölfwöchigen Anwendungsdauer überprüft. Bereits nach sechs Wochen hatten sich die Laborwerte verbessert, nach der Anwendungsdauer von zwölf Wochen fielen die positiven Resultate noch deutlicher aus. Im Ergebnis ließ sich der Gesamt-Cholesterinwert um knapp 15 Prozent und der LDL-Cholesterinspiegel um etwa 11 Prozent reduzieren. Über die Hälfte der Probanden erreichte den LDL-Cholesterin-Zielwert von maximal 160 mg/dl.

Auch das für die Blutgefäße gefährliche Homocystein wurde in dieser Studie deutlich gesenkt – um immerhin 12,5 Prozent.

Darauf sollten Sie bei fermentiertem rotem Reis achten

Wenn Sie Monacolin K anwenden möchten, dann besprechen Sie das am besten mit Ihrem Arzt.

Bei der Auswahl eines oder mehrerer geeigneter Präparate sollten Sie ein paar Dinge im Auge behalten: So ist aus der Forschung im Labor beispielsweise bekannt, dass bei der Fermentation der Reiskörner durch den Hefepilz nicht nur Farbstoffe und Monacoline entstehen, sondern auch Pilzgifte (wie z. B. Citrinin) freigesetzt werden können. Halten Sie sich daher ausschließlich an solche Präparate, die den EU-Grenzwert von 20 000 ppb deutlich unterschreiten und zudem wissenschaftlich geprüft sind (z. B. ArmoLIPID®, Apotheke). Schwangere sollten aus Sicherheitsgründen ganz auf die Einnahme dieses Naturstoffs verzichten. Jemandem, der die klassischen Statine schlecht verträgt, dem ist auch von der Anwendung des fermentierten roten Reises abzuraten.

Setzen Sie die Ihnen von Ihrem Arzt verordneten Medikamente ja nicht eigenmächtig ab!

Da Monacolin K (genau wie die Statine) ein Stoffwechselzwischenprodukt blokkiert, das nicht nur zur Cholesterinsynthese, sondern auch für die körpereigene Herstellung von Coenzym Q10 benötigt wird, sollte man unbedingt auf eine zusätzliche Versorgung mit Coenzym Q10 achten.

Der Körper braucht diesen Mikronährstoff dringend für die Funktion seiner Muskeln, vor allem für die des Herzmuskels. Er ist hier unverzichtbar. Die körpereigene Herstellung von Coenzym Q10 lässt außerdem ab etwa dem 40. Lebensjahr deutlich nach, was den Bedarf einer Zufuhr „von außen“ bei älteren Menschen zusätzlich erhöht.

DAS CHOLESTERIN MITHILFE VON DARMBAKTERIEN SENKEN

Wir haben ja nun schon einiges über die Schieflage des Bakterienhaushalts beziehungsweise die Störung des Bakteriengleichgewichts bei bestehendem Übergewicht, sowie Fettstoffwechselstörungen und/oder Diabetes mellitus und gar dem metabolischen Syndrom erörtert. Wenn sich (z. B. infolge von Antibiotikaeinnahmen, Darminfektionen oder Stress) „schlechte" Bakterien mit ungünstigen Stoffwechselprodukten angesiedelt haben, kann das die genannten Erkrankungen begünstigen. Auch bei erhöhten Gesamt- und LDL-Cholesterinwerten weist der Darm häufig eine Fehlbesiedlung durch schädlich wirkende Darmbakterien auf. Also sollte man bei erhöhten Gesamt- und LDL-Cholesterinwerten unbedingt auch auf die Symbioselenkung (Sanierung) des Darms achten. Dabei wird versucht, durch die Gabe „guter" Keime die „schlechten" im Darm zu eliminieren. Es kann sinnvoll sein, mithilfe einer Stuhluntersuchung (Labor) herauszufinden, welche Bakterienstämme vorhanden sind beziehungsweise in welchem Mengenverhältnis sie zueinander stehen.

„Gute" Keime, die in den vergangenen Jahren diesbezüglich besonders von sich reden machten, waren spezielle Milchsäurebakterien (Bifidobakterien spec., *Lactobacillus plantarum spec.*), die den Cholesterinspiegel auf drei verschiedenen Ebenen zu senken vermögen: Zum einen drosseln sie die Herstellung von körpereigenem Cholesterin in der Leber, zweitens sind sie fähig, Cholesterin zu binden und in ihre Zellwände einzubauen, und drittens fördern sie die Umwandlung von Cholesterin in Gallensäuren. Dadurch lassen sich erhöhte Cholesterin-Blutspiegel abbauen. Das konnte auch in einer placebokontrollierten Doppelblindstudie, die mit knapp 50 Frauen und Männern durchgeführt wurde, bestätigen. Diese Probanden hatten Gesamt-Cholesterinwerte von 200 bis 300 mg/dl. Bereits nach zwölf Wochen war bei ihnen das Gesamt-Cholesterin um knapp 37 Prozent und das LDL-

Cholesterin um 13 Prozent reduziert. Die fettsenkenden Effekte waren bei höheren Blutspiegeln insgesamt größer als bei Patienten mit niedrigeren Ausgangswerten. Das „gute“ HDL-Cholesterin ließ sich mithilfe dieser speziellen Keime um knapp 15 Prozent anheben. Sogar die Triglyzeridwerte wurden um etwa 33 Prozent verringert, darüber hinaus ließ sich auch eine Verbesserung des (oberen) Blutdruckwerts feststellen. Die speziellen cholesterinsenkenden Bakterien wurden von den Anwendern insgesamt gut vertragen. Damit steht ein effizientes und risikoarmes Therapiekonzept zur Verfügung, das im Darm und bei den dort vorhandenen Mikrobiota ansetzt.

MIT DER ARTISCHOCKE BEKOMMT DIE LEBER IHR FETT WEG

Auch Pflanzenextrakte können bei Fettstoffwechselstörungen und erhöhten Cholesterinwerten zum Segen werden. Hier ist in erster Linie die Artischocke zu nennen, die mit ihren wunderschönen violetten Blütenständen unser Auge erfreut, während unser Gaumen die fleischigen Teile ihrer Schuppenblätter und den Blütenboden als köstliches Gemüse schätzt. Ebenfalls bestens bekannt ist die Heilwirkung der Artischocke, die zu den ältesten Heilpflanzen zählt. Ursprünglich stammt das distelartige Gewächs aus Äthiopien, vermutlich haben die Araber die Pflanze nach Europa gebracht, sie gedeiht vor allem im Mittelmeerraum. Zur medizinischen Wirksamkeit der Artischocke liegen zahlreiche Veröffentlichungen vor. Ein Artischocken-Extrakt hilft auch der Verdauung: Damit lässt sich unangenehmen Blähungen, Völlegefühl und krampfartigen Beschwerden im Magen-Darm-Bereich, wie sie bei unzureichender Fettverdauung nicht selten auftreten, entgegenwirken. Dass ein Extrakt aus den Blättern der schönen Pflanze Leber, Galle und die Blutfette günstig beeinflusst, wussten schon die alten Griechen und Römer.

Untersuchungen in heutiger Zeit erbrachten, dass der Artischockenblatt-Extrakt die Ausscheidung des Cholesterins fördern und dessen Neubildung hemmen kann. Kein Wunder also, wenn sich die Pflanze beziehungsweise daraus gewonnene Blattextrakte positiv auf erhöhte Cholesterinwerte (Gesamt- und LDL-Cholesterin) und auf die Triglyzeridwerte auswirken. Und das „gute" HDL-Cholesterin kann man damit anheben. Aber nicht nur das – durch die Anwendung eines solchen Extrakts lassen sich auch die Leberwerte verbessern und ein erhöhter Blutdruck senken (siehe die folgende Übersicht). Und schließlich liefert die Artischocke sogenannte Antioxidantien, das sind natürliche Radikalfänger, die bei der Oxidation des Cholesterins gegensteuern und dadurch helfen, die krank machenden Vorgänge in den Blutgefäßen zu hemmen, die letztlich Herzinfarkt und Schlaganfall verursachen beziehungsweise das Auftreten dieser Ereignisse begünstigen.

So wirkt die Artischocke

- Senkung des erhöhten Gesamt- und des „schlechten" LDL-Cholesterins
- Anstieg des „guten" HDL-Cholesterins
- Senkung des erhöhten Triglyzeridspiegels
- Positive Wirkung bei Verdauungsbeschwerden
- Schutz vor Leberschäden

Die Müdigkeit ist der „Schmerz" der Leber

Eine in der heutigen Zeit immer öfter auftretende Erkrankung ist die Fettleber. Während Lebererkrankungen früher vor allem mit Alkohol(missbrauch) in Verbindung gebracht wurden, weiß man heute, dass vor allem für die sogenannte nichtalkoholische Fettleber, an der etwa jeder Vierte bis Fünfte der erwachsenen Bevölkerung in Deutschland leidet, meist ein ungesunder Lebensstil beziehungsweise Übergewicht verantwortlich sind. Die dadurch entstehenden Fetteinlagerungen können im fortgeschrittenen Stadium auch schwere Entzündungen in der Leber hervorrufen. Anfänglich ist von dieser Erkrankung wenig zu merken, Betroffene fühlen sich aber häufiger müde und schlapp. Später verändern sich die Leberwerte (Enzyme), und es können Übelkeit, Erbrechen und auch Schmerzen in der Lebergegend (unter dem rechten Rippenbogen) auftreten. Das Heimtückische an dieser Erkrankung: Die Verfettung der Leber und die Entzündungen können schließlich zum Untergang von Leberzellen, verbunden mit einer Schrumpfung des Organs (Leberzirrhose), oder auch zu Leberkrebs führen. So weit sollte man es nicht kommen lassen! Bei einer Fettleber im Frühstadium kann man die ungesunden Veränderungen durch eine gesunde Lebensführung mit viel Bewegung und gezielter Gewichtsreduktion noch umkehren – das ist die gute Nachricht.

Die Artischocke unterstützt die Leberfunktionen, insbesondere die Entgiftung und (wie oben ausgeführt) den Fettstoffwechsel. Sie hilft aber auch bei der Regeneration der Leber, indem sie die Neubildung von Leberzellen fördert und die Leberdurchblutung verbessert.

Das gilt übrigens auch für die Mariendistel, die mit ihrem Inhaltsstoff Silymarin die Leber vor Giften schützt und eine entzündungshemmende Wirkung entfaltet. Löwenzahn schließlich liefert eine Reihe von Bitterstoffen, die den Gallenfluss ankurbeln und beim Fettabbau helfen.

TIPP

Seien Sie gut zu Ihrer Leber! Reduzieren Sie Ihren Konsum von Zucker (vor allem Fruchtzucker/Fruktose in Form von Sirup). Essen Sie häufiger „bittere“ Lebensmittel, wie etwa Chicoree, Löwenzahn, Rucola, Artischocken und Radicchio. Maßvoller Kaffeegenuss (vor allem Filterkaffee, auch koffeinfreier) hat auch eine leberunterstützende Wirkung.
Und gönnen Sie sich gelegentlich mal einen Leberwickel: Füllen Sie heißes Wasser in die Wärmflasche und wickeln Sie diese in das feucht-warme Tuch. Legen Sie sich hin und packen Sie sich die präparierte Wärmflasche rechts auf den Oberbauch. Wickeln Sie das Duschtuch zur Fixierung der Wärmflasche um Ihren Körper herum. Bleiben Sie etwa eine halbe Stunde entspannt liegen.

BERGAMOTTE – GRÜNER CHOLESTERINSENKER MIT BITTERSTOFFEN

Hier stelle ich Ihnen nun eine Pflanze vor, deren grüne Früchte in ihrem Aussehen den Limetten ähneln – kein Wunder, denn beide zählen zu den Zitrusfrüchten. Die Bergamotte-Frucht ist eine Hybridkreuzung aus einer bestimmten Zitronenart (Zitronat-Zitrone) und der Bitterorange. Der immergrüne Strauch, der bis zu fünf Meter hoch werden kann, wächst im Süden Italiens, kommt aber vereinzelt auch in Südamerika vor. Im Frühjahr trägt der Bergamotte-Strauch weiße Blüten, daraus entwickeln sich im Herbst/Winter gelb-grünliche birnenförmige Früchte mit jeweils bis zu 200 Gramm Gewicht. Sie werden von November bis Februar geerntet. Das Fruchtfleisch schmeckt bitter und ist deshalb nicht genießbar. Das Aroma – es wird vor allem in der Parfumherstellung genutzt – steckt hauptsächlich in den Schalen. Auch als charakteristischer Geschmackszusatz in Teemischungen (etwa in Earl Grey Tea) ist die Bergamotte beliebt. Sehr hilfreich für die Verbesserung erhöhter Gesamt-Cholesterin- und LDL- sowie erniedrigter HDL-Cholesterinwerte ist der aus den Früchten gewonnene Extrakt. Für die positiven Effekte verantwortlich sind in erster Linie die in der Frucht steckenden speziellen Flavonoide (Polyphenole). Darüber hinaus ist die Frucht noch reich an ätherischen Ölen wie etwa Geraniol, Citronellol oder Linalool, und auch der in den Olivenblättern enthaltene Naturstoff Oleuropein ist Bestandteil des Bergamotte-Extrakts. Oleuropein ist für seine gefäßschützende Wirkung bekannt. Wie im Rahmen von wissenschaftlichen Untersuchungen gezeigt wurde, lässt sich durch die Einnahme von Bergamotte-Extrakt der LDL-Cholesterinspiegel um etwa 30 Prozent senken. Die Wirkung war umso stärker, je höher der Ausgangswert des LDL-Cholesterins lag. Der Bergamotte-Extrakt ist auch mit Statinen kombinierbar – aber nicht nur das, er kann sogar die Wirkung mancher Statine (z. B. Rosuvastatin) verbessern. Der Extrakt wird vor allem bei bestehender Statinunverträglichkeit oder eben bei unzureichender Wirkung der Statine als zusätzliche Unterstützung empfohlen. Es ist ratsam, Bergamotte-Extrakt in der Kombination mit Artischocken-Extrakt und dem Mikronährstoff Cholin (z. B. BERGAMOTTE-ARTISCHOCKE mit Cholin, Raab Food, Reformhaus) anzuwenden, da auch das Cholin für die Funktion der Leber und den Fettstoffwechsel wichtig ist und die genannten Pflanzenextrakte in ihrer Wirkung unterstützen kann.

BOCKSHORNKLEESAMEN – KLEINE KÖRNER MIT GROSSER WIRKUNG

Bockshornklee zählt zu den ältesten bekannten Kultur- und Arzneipflanzen. Die deutsche Bezeichnung der Pflanze deutet auf die Gestalt der Früchte hin, die wie „Bockshörner" am Stängel stehen. Das einjährige Kraut wächst in Europa, etwa in Griechenland und Südfrankreich, und im Mittleren und Nahen Osten sowie in Nord- und Mittelamerika. Blätter und Samen der Pflanze werden im Mittelmeerraum und in der asiatischen Küche als Speisenwürze, aber auch – als Mehl – zum Backen verwendet. In der traditionellen Volksheilkunde wurde Bockshornklee mit seinen Samen unter anderem gegen Schmerzen und Entzündungen, aber auch bei einer gestörten Fettverdauung eingesetzt. Und in der ayurvedischen Medizin kommen die Samen etwa bei Fettstoffwechselstörungen oder auch bei Diabetes mellitus zur Anwendung. Hildegard von Bingen und Pfarrer Sebastian Kneipp nennen die Bockshornkleesamen in ihren Therapieratschlägen, beispielsweise zur Blutreinigung.

Und auch die moderne Medizin hat die kantigen Samen des Schmetterlingsblütlers für sich entdeckt. In den offiziellen Verlautbarungen der Gesellschaften für Phytotherapie (beispielsweise der ESCOP „European Scientific Cooperative on Phytotherapy") ist unter anderem zu lesen, dass Bockshornkleesamen (als Arzneidroge) innerlich unterstützend zur Behandlung von (leichten) Fettstoffwechselstörungen beziehungsweise erhöhten Gesamt- und LDL-Cholesterinwerten sowie auch bei Diabetes mellitus Typ 2 angewendet werden kann. Die Weltgesundheitsorganisation (WHO) empfiehlt die Samen ebenfalls bei erhöhten Cholesterinspiegeln und weist auch auf deren blutzuckersenkende Wirkung hin. Die eiweißreichen Samen (etwa 30%) enthalten – neben einem interessanten Aminosäureprofil – jede Menge Schleimstoffe, Bitterstoffe, ätherische Öle sowie bestimmte seifenartige Stoffe, die unter dem Namen Saponine (hier: Steroidsaponine) bekannt sind. Letzteren wird der cholesterinsenkende Effekt zugeschrieben.

Welche Inhaltsstoffe für die blutzuckersenkende Wirkung verantwortlich sind, ist noch unklar. Allerdings ließ sich in verschiedenen Studien eine deutliche Verbesserung des Nüchtern- und des Langzeitblutzuckerspiegels durch Bockshornkleesamen beobachten.

TIPP

Man kann Bockshornkleesamen auch als Tee genießen. Dazu übergießen Sie etwa 2 Teelöffel getrocknete Samen mit etwa 150 ml heißem Wasser und lassen dieses „Gebräu“ 4 Stunden stehen. Anschließend seihen Sie die Samen ab und erwärmen den Sud mit etwas (wenig) Honig. Es empfiehlt sich, über den Tag verteilt, täglich insgesamt etwa 3 bis 4 Tassen „Bockshornkleesamen-Tee“ zwischen den Mahlzeiten zu trinken.

VITALPILZE HABEN BESONDERE GEFÄSSSCHÜTZENDE INHALTSSTOFFE

In der Volksheilkunde und in der Traditionellen Chinesischen Medizin spielen die Vitalpilze seit Jahrtausenden eine wichtige Rolle: So werden sie in der asiatischen Medizin schon seit mehr als 3000 Jahren als Kräftigungsmittel und zur Vorbeugung beziehungsweise Behandlung einer Vielzahl von Krankheiten eingesetzt. Auch in Europa gibt es seit Jahrzehnten zahlreiche Forschungsprojekte zur Anwendung der Vitalpilze in der Medizin.

Im Zentrum stehen hierbei die besonderen Inhaltsstoffe der Heilpilze, die – wie viele Untersuchungen erbrachten – vielfältige positive, gesundheitsfördernde Wirkungen entfalten. Dazu gehören unter anderem auch immunstimulierende, gefäßschützende sowie entzündungshemmende und krebshemmende Effekte. So sind etwa die im „Reishi"-Pilz (Glänzender Lackporling) reichlich vorkommenden Triterpene wichtig für das Herz-Kreislauf-System. Diese Substanzen haben einen günstigen Einfluss auf den Fettstoffwechsel und das Blutgefäßsystem. Auch spezielle Nukleinsäurekomplexe (z. B. Eritadenin), wie beispielsweise im Shiitake-Pilz enthalten, können zur Senkung des Cholesterinspiegels beitragen und wirken zudem noch blutverdünnend. Darüber hinaus ließ sich in diversen Vitalpilzen (etwa in Shiitake und Maitake) das Ergothionein, eine schwefelhaltige Aminosäure, nachweisen. Dieser Proteinbaustein besitzt unter anderem eine antioxidative Wirkung und kann daher im Körper als „Waffe" gegen die Oxidation der Blutfette (vor allem gegen das LDL-Cholesterin) fungieren. Die im *Hericium erinaceus* (Igelstachelbart) vorhandenen Phytosterine (z. B. ß-Sitosterol, Ergosterin) haben ebenfalls einen cholesterinsenkenden Effekt und können zur Senkung erhöhter Blutfettwerte beitragen. Einige der Pilzinhaltsstoffe wirken als sogenannte Adaptogene und helfen dem Körper, mit Stress und Belastungen besser umzugehen. Bestimmte in Vitalpilzen enthaltene Kohlenhydrate (spezielle Glucane) haben einen positiven Einfluss auf den Insulinspiegel und tragen zur Stabilisierung des Blutzuckerwerts bei.

Die Normalisierung von Cholesterinwerten durch Vitalpilze

Unter den zahlreichen Vitalpilzen sind für die Normalisierung erhöhter Blutfettwerte beziehungsweise den Schutz der Blutgefäße vor allem der Reishi, der Shiitake, der *Coriolus versicolor* (Schmetterlingstramete) sowie der *Auricularia polytricha* (Judasohr) von Bedeutung. Aber auch der *Cordyceps sinensis* (Chinesischer Raupenpilz) ist interessant.

Der Shiitake-Pilz beispielsweise fördert den Fettabbau in der Leber und die Umwandlung des „schlechten" LDL- in das „gute" HDL-Cholesterin. Damit kann dieser Vitalpilz zur Senkung des Gesamt-Cholesterinwerts und zum Anstieg des HDL-Cholesterins beitragen. Eine Untersuchung mit jungen Frauen ergab, dass der „König der Pilze" einem Anstieg des Cholesterinspiegels sogar bei ungünstigem Fettverzehr entgegenwirken kann. Ähnlich günstige Effekte auf den Cholesterinstoffwechsel konnten auch für den *Cordyceps* nachgewiesen werden. Derzeit wird diskutiert, ob Patienten, die Eritadenin-haltige Pilze (z. B. Shiitake) aufnehmen, unter entsprechenden Umständen nicht auch die Dosierung ihrer cholesterinsenkenden Medikamente (z. B. Statine) verringern können. Maitake, Shiitake und Auricularia haben günstige Wirkungen auf einen erhöhten Triglyzeridspiegel und können somit einen Beitrag zur Vermeidung der Fettleber leisten.

Vitalpilze wirken auch der Insulinresistenz entgegen

Hier ist vor allem der *Coprinus comatus* (Schopftintling) zu nennen. Die blutzuckersenkende Wirkung dieses äußerst wohlschmeckenden Pilzes ließ sich bereits in einigen wissenschaftlichen Untersuchungen nachweisen. Chinesische Forscher führen die Wirkung in erster Linie auf die Polysaccharide im Schopftintling zurück. Auch in einer klinischen Studie mit Typ-2-Diabetes-Patienten ließ sich die günstige Wirkung des Vitalpilzes auf den Blutglukosespiegel beobachten. Empfehlenswert ist hier auch die Anwendung des *Agaricus blazei Murill* (Sonnen-, Mandelpilz). Dieser erbrachte nämlich unter anderem in einer erst kürzlich veröffentlichten Untersuchung (ebenfalls mit Typ-2-Diabetes-Patienten) eine Verbesserung der Insulinempfindlichkeit der Körperzellen und einen positiven Einfluss auf ein Hormon (Adiponektin), das bei der Entstehung des Diabetes eine Rolle spielt. Auch der *Auricularia polytricha* (Judasohr) senkte im Tierversuch den Blutzuckerspiegel und entfaltete eine günstige Wirkung auf das Blutzucker-Langzeitgedächtnis. Klinische Tests, die mit dem Reishi an Diabetes-Typ-2-Studienteilnehmern durchgeführt wurden, ergaben nach einer zwölfwöchigen Anwendung ebenfalls eine Senkung des Blutzuckerspiegels. Somit lässt sich einer Reihe von Vitalpilzen eine antidiabetische Wirkung bescheinigen. Gleichzeitig beeinflussen viele der genannten Vitalpilze den (beziehungsweise einen erhöhten) Blutdruck günstig und wirken entzündungshemmend, was für die Gesunderhaltung der Blutgefäße ebenfalls essenziell ist. Weitere Informationen erhalten Sie unter www.vitalpilze.de.

Vitalpilze mit gefäßschützender Wirkung

FETTSTOFFWECHSELSTÖRUNGEN	Reishi (Glänzender Lackporling), Shiitake, *Coriolus versicolor* (Schmetterlingstramete) *Auricularia polytricha* (Judasohr), *Cordyceps sinensis* (Chinesischer Raupenpilz)
BLUTHOCHDRUCK	Maitake, Reishi, *Polyporus umbellatus* (Eichhase), *Auricularia polytricha* (Judasohr)
DIABETES MELLITUS TYP 2	*Coprinus comatus* (Schopftintling), *Auricularia polytricha* (Judasohr), Reishi
STRESS	*Cordyceps sinensis* (Chinesischer Raupenpilz), Maitake, Shiitake, Reishi

KAPITEL 13

WAS IST IM RAHMEN DER ERNÄHRUNG WIRKLICH SINNVOLL?

STREITFALL HÜHNEREI

Bei keinem Lebensmittel wird die Cholesterin-Debatte so hysterisch geführt wie beim Hühnerei. Lange Zeit wurde die Meinung vertreten, das Hühnerei leiste mit seinem relativ hohen Cholesteringehalt einen Beitrag zur Entstehung von Herzinfarkt und Schlaganfall. Ein Ei bringt es tatsächlich auf bis zu etwa 280 mg Cholesterin. Allerdings ist im Ei unter anderem auch Lecithin (Phosphatidylcholin) enthalten, und das wirkt der Aufnahme des Cholesterins durch die Darmwand ins Blut entgegen, weshalb das Fett nicht in vollem Umfang in den Körper gelangt und eher ausgeschieden wird. Doch die Datenlage zur Bedeutung beziehungsweise zur Schädlichkeit des Hühnereis ist tatsächlich widersprüchlich. Eine entscheidende Rolle spielt offenbar auch die Zubereitungsform der Eier. Zu einem typisch amerikanischen Frühstück beispielsweise gehören Rühreier mit Speck und Bratkartoffeln. Dadurch wandern zusammen mit den Eiern jede Menge „schlechte" (gefäßschädigende) Fette in den Magen. Und dies sind die eigentlich problematischen Zutaten – nicht das Ei als solches. Isst man die Eier jedoch zusammen mit eher gesunden Lebensmitteln (z. B. als Omelett mit frischem Gemüse), dann fällt die Gesamtbilanz eher positiv aus, und die Eier bringen keine gesundheitlichen Nachteile – auch nicht für die Gefäße. In einer spanischen Studie mit etwa 14 000 Teilnehmern ergab sich kein Hinweis auf ein erhöhtes Herz-Kreislauf-Risiko. Bei den Probanden, die mehr als vier Eier pro Woche verspeisten, war die Gefahr für Herzinfarkt oder Schlaganfall auf keinen Fall erhöht – im Vergleich zu den Personen, die wenig Eier aßen. Auch die Leiter einer schwedischen Untersuchung kamen zu dem Schluss, dass der Konsum von sechs Eiern pro Woche keine erhöhte Gefahr für das Herz-Kreislauf-System darstellt. Allerdings ergab sich hier ab einer Menge von mehr als sechs Eiern pro Woche eine Risikozunahme. Das Hühnerei ist also nicht grundsätzlich zu verteufeln, vielmehr kommt es auf die Verzehrmenge und noch mehr auf die Zubereitungsart der Eier an beziehungsweise darauf, welche anderen Nahrungsmittel dazu gegessen werden.

Kann das Hühnerei vielleicht sogar vor Schlaganfall schützen?

Zu einem interessanten Ergebnis kamen Wissenschaftler der Peking University, als sie folgender Frage nachgingen: Welcher Unterschied ergibt sich aus dem täglichen Konsum eines Hühnereis für die Herz-Kreislauf-Gesundheit im Vergleich zum völligen Ei-Verzicht. Dazu werteten die Forscher Daten aus der China-Kadoorie-Biobank(CKB)-Studie aus. Daran hatten insgesamt mehr als 400 000 Personen (Alter 30 bis 79 Jahre) aus zehn chinesischen Provinzen teilgenommen. Die zu Beginn der Studie gesunden Probanden wurden nach ihrem Eierkonsum befragt, und es wurden Erkrankungen (unter anderem Herz-Kreislauf-Erkrankungen) und Sterberaten über eine Beobachtungsdauer von zehn Jahren dokumentiert. Es zeigte sich, dass der tägliche Verzehr eines Hühnereis das Risiko für eine häufige Form des Schlaganfalls (Platzen eines Blutgefäßes im Gehirn) um 26 Prozent senken kann. Das Risiko, eine koronare Herzerkrankung zu entwickeln, war um 12 Prozent reduziert. Insgesamt starben hier 18 Prozent weniger Menschen an den Folgen einer Herz-Kreislauf-Erkrankung als in der Gruppe, die keine Eier aß. Die Wissenschaftler zogen aus dieser Beobachtungsstudie den Schluss, dass es „einen Zusammenhang gibt zwischen einem moderaten Eikonsum (bis zu einem Ei/Tag) und einer niedrigeren Rate von Herz-Kreislauf-Erkrankungen“.

TIPP

Machen Sie sich keinen Kopf darüber, wenn Sie in der Woche gelegentlich Lust auf Eierspeisen haben. Schließlich haben wir ja bereits gehört, dass die Cholesterinzufuhr von „außen“ für den Cholesterinspiegel relativ unerheblich ist. Wählen Sie gesunde Zubereitungsformen und verzichten Sie auf allzu fettige Beilagen, denn diese schlechten (gesättigten) Fette können sich negativ auf die Gesundheit Ihrer Blutgefäße auswirken – aber nicht die Eier selbst.

ES FEHLT HÄUFIG AN „GRÜNFUTTER“

Von großer Bedeutung für einen gesunden Fettstoffwechsel ist eine pflanzenbetonte Kost mit viel Gemüse und Obst. Seit Langem ergeben sich in der Forschung immer wieder Hinweise darauf, dass diese Lebensmittel das Risiko für Erkrankungen – vor allem für Herz-Kreislauf-Erkrankungen – maßgeblich mitbeeinflussen. Laut einer wissenschaftlichen Veröffentlichung aus dem Jahr 2017 ist eine (ungesunde) Ernährung für etwa die Hälfte aller Herz-Kreislauf-Toten verantwortlich. Die Ernährung ist insbesondere dann problematisch, wenn sie arm an herzschützenden Vitalstoffen, dafür aber reich an „leeren“ Kalorien ist. Eine solche Kost macht dick, und dadurch wird dann auch noch die regelmäßige und ausreichende Bewegung erschwert. Außerdem fördert eine solche Ernährung einen hohen Blutdruck sowie Diabetes. Also machen Sie am besten einen großen Bogen um Weißmehlprodukte, Pommes, Fertiggerichte, Süßigkeiten und Co. und greifen Sie stattdessen lieber zu „Grünfutter“. Eine pflanzenbetonte Kost gilt als gefäßschützend, wobei es inzwischen auch hierzu neuere Erkenntnisse gibt, die wir uns im Folgenden näher anschauen werden.

Wer Obst und Gemüse isst, senkt sein Herzinfarkt-Risiko

Es existieren durchaus Untersuchungen und Daten, die darauf hinweisen, dass eine Verbindung zwischen Pflanzenverzehr und dem Herz-Kreislauf-Risiko besteht. So wurde beispielsweise in den 1990er-Jahren die EPIC-Studie (European Prospective Investigation into Cancer and Nutrition) mit insgesamt mehr als 500 000 Frauen und Männern aus zehn europäischen Ländern durchgeführt. Ziel war es, ihre Ernährungs- und Lebensgewohnheiten im Hinblick auf die Entstehung chronischer Erkrankungen (z. B. Herz-Kreislauf- und Krebserkrankungen) unter die Lupe zu nehmen. Die Teilnehmer wurden sowohl körperlich untersucht als auch nach ihren Essgewohnheiten gefragt und über einen Zeitraum von etwa acht Jahren beobachtet. Es zeigte sich, dass die „Nordlichter“ in Skandinavien wesentlich weniger Obst und Gemüse konsumieren (etwa 220 Gramm im Durchschnitt) als die Menschen, die im südlichen Europa leben – sie kommen auf durchschnittlich 600 Gramm. Das breite Spektrum der Verzehrmengen erlaubte eine gute Einschätzung dessen, welchen Einfluss die Anzahl der konsumierten Früchte beziehungsweise Gemüseportionen auf die Gesunderhaltung des Herz-Kreislauf-Systems hat, wobei eine Portion etwa 80 Gramm entsprach. Die Personen, die reichlich zulangten und täglich mindestens acht Portionen aßen, hatten ein um etwa 25 Prozent niedrigeres Risiko für den Herztod als jene, die weniger als drei Portionen „Grünfutter" zu sich nahmen. Mit jeder einzelnen Portion ließ sich die Gefahr um weitere 5 Prozent mindern. Zusätzlich vorkommende Risikofaktoren wie etwa Bluthochdruck, Rauchen oder Bewegungsmangel waren in der vergleichenden Betrachtung berücksichtigt worden.

Weniger Schlaganfälle durch Pflanzenkost

Gerade auch zum Thema „Schlaganfall" gibt es eine Reihe von Hinweisen, die auf eine gesundheitsschützende Wirkung von Obst und Gemüse schließen lassen. In einer dänischen Untersuchung mit mehr als 54 000 Frauen und Männern prüften die Forscher das Schlaganfall-Risiko im Zusammenhang mit dem Verzehr pflanzlicher Lebensmittel. Ergebnis: Die Gruppe mit dem höchsten Obst- und Gemüsekonsum hatte – im Vergleich zu den Teilnehmern, die am wenigsten Obst und Gemüse aßen – ein um bis zu 40 Prozent erniedrigtes Risiko. Auch in einer japanischen Untersuchung mit der Beobachtungsdauer von 18 Jahren bestätigte sich der positive Einfluss von Obst und Gemüse auf die Gesundheit, wobei hier Frauen und Männer gleichermaßen von der Schutzwirkung profitierten. Eine britische Studie mit 250 000 Teilnehmern, deren Ernährungsgewohnheiten genauestens erfasst wurden, und die über den Zeitraum von 13 Jahren hinweg lief, erbrachte ähnliche Ergebnisse: Wer mindestens fünf Portionen Obst und Gemüse am Tag verzehrte, hatte – im Vergleich zu jenen, die täglich auf weniger als drei Portionen kommen – ein um 35 Prozent reduziertes Schlaganfall-Risiko.

Roh oder gekocht?

Diese Frage stand im Zentrum einer niederländischen Untersuchung, worin das Essverhalten von etwa 20 000 Studienteilnehmerinnen und -teilnehmern über einen Zeitraum von zehn Jahren beobachtet wurde.

Weitere Risikofaktoren für Herz-Kreislauf-Erkrankungen – wie etwa Erblast, Alter, Rauchen und Übergewicht – fanden ebenfalls Berücksichtigung. Man beforschte auch hier die Schutzwirkung der Pflanzenkost und wollte herausfinden, ob es einen Unterschied macht, Obst und Gemüse roh oder gekocht zu verzehren. Wer mehr zu diesen gesunden Lebensmitteln griff, hatte – im direkten Vergleich zu den Verächtern des „Grünfutters" – ein um knapp 35 Prozent reduziertes Risiko für einen Herzinfarkt. Der Unterschied zwischen roh oder verarbeitet genossener Pflanzenkost war allerdings minimal, der Rohverzehr schnitt ein klein wenig besser ab. Die Forscher zogen daraus den Schluss, dass es letztendlich von den Pflanzenarten selbst und der konsumierten Menge abhängt und nicht von der Zubereitungsart des Gemüses und Obsts.

Männer esst mehr Grünes!

Laut einer anderen Studie, einer mit mehr als 15 000 männlichen Teilnehmern, kann es sich für Männer besonders lohnen, wenn sie ihren Speiseplan auf „grün" umstellen. 12 Jahre lang wurden die Männer, die zu Beginn der Untersuchung alle gesund waren, beobachtet. Es zeigte sich, dass bereits eine Steigerung des Gemüsekonsums von 1 auf 2,5 Portionen am Tag die Gefahr der Entstehung von Herz-Kreislauf-Erkrankungen von 100 Prozent auf 71 Prozent senkt. Bei Rauchern ergab sich sogar eine Reduktion auf 41 Prozent! Die Forscher errechneten aus diesen Daten, dass jede zusätzliche Portion Gemüse das Risiko jeweils um weitere 17 Prozent mindert.

Leider zählt Gemüse nicht unbedingt zu den Lieblingslebensmitteln von Männern – sie bevorzugen meist eine deftigere Kost mit einem recht hohen Fleischanteil. Gemäß den Angaben der Deutschen Gesellschaft für Ernährung (DGE) konsumieren die Herren der Schöpfung doppelt so viel Fleisch wie angeraten, nämlich im Durchschnitt etwa 1100 Gramm pro Woche statt der empfohlenen 300 bis 600 Gramm. Interessanterweise gibt es für die männliche „Fleischeslust" eine biologische Erklärung: Männer verfügen über eine größere Muskelmasse und starke Knochen. Evolutionsgeschichtlich – etwa in der Steinzeit, als „mann" auf die Jagd ging – war das auch überlebensnotwendig. Gleichzeitig war es wichtig, Kraft und Energie zu tanken, ohne dabei an Körpergewicht zuzunehmen. Fleisch war daher – obgleich in der damaligen Zeit keineswegs täglich verfügbar – ein ideales, kräftigendes Lebensmittel, das zudem Eiweiß für den Muskelerhalt und -aufbau lieferte.

DIE MEDITERRANE ERNÄHRUNGSWEISE – AUCH IN UNSEREN BREITEN EIN ÜBERLEBENSVORTEIL

Reichlich Gemüse, vor allem viel Knoblauch, Olivenöl, Fisch, wenig Fleisch und ein moderater Weinkonsum sind auch die Hauptcharakteristika der Mittelmeerdiät, die ja als besonders herzschützend gilt. In mehreren wissenschaftlichen Untersuchungen konnte gezeigt werden, dass die Bewohner der Mittelmeerländer (unter anderem Italien, Griechenland, Frankreich, Spanien) seltener an Herz-Kreislauf-Erkrankungen leiden. Nun die interessante Frage: Lässt sich mit dieser Lebensweise auch in unseren Breiten ein gesundheitlicher Vorteil erzielen? Das Deutsche Institut für Ernährungsforschung in Potsdam veröffentlichte dazu kürzlich eine interessante Untersuchung, in deren Rahmen die Daten von etwa 27 500 Menschen ausgewertet wurden. Anhand anerkannter Kriterien berechneten die Wissenschaftler den Zusammenhang zwischen der Mittelmeerdiät und dem Auftreten von Herzinfarkt, Schlaganfall, Diabetes mellitus Typ 2 und Krebserkrankungen. Ergebnis: Die Studienteilnehmer mit der mediterranen Ernährungsweise hatten ein reduziertes Risiko für Herz-Kreislauf-Erkrankungen. Die Gefahr, an Diabetes Typ 2 zu erkranken, war bei ihnen um 20 Prozent geringer. Kulturelle Unterschiede hin oder her – die Mittelmeerdiät scheint durchaus geeignet, das individuelle Risiko für den Herztod zu senken. Die Untersuchung der „Nordic Diet", der in Nordeuropa üblichen Ernährungsweise, die vorwiegend Äpfel, Wurzelgemüse, Brot, Fleisch und Milchprodukte umfasst, erbrachte keine solchen (klaren) Aussagen. Inzwischen gibt es Hinweise darauf, dass durch die mediterrane Kost „gute" Gene (Stichwort „Epigenetik") aktiviert werden, die einen positiven Einfluss auf die Herz-Kreislauf-Gesundheit ausüben können.

DIE RISIKOSENKUNG BEI RAUCHERN

Rauchen gilt – wie bereits erwähnt – in der Gesundheitsforschung als eigenständiger Risikofaktor. Durch das Rauchen wird das Blut klebriger und die Durchblutung vermindert. Die Innenwände der Blutgefäße werden angegriffen und geschädigt. Auch dem Fettstoffwechsel bringt die Qualmerei Nachteile: Das „schlechte" LDL-Cholesterin kann ansteigen und das „gute" HDL-Cholesterin erniedrigt werden.

Raucher sterben doppelt so häufig am Herztod wie Nichtraucher; ihr Risiko für einen Schlaganfall liegt um 50 Prozent höher als bei Nichtrauchern. Auch hier kann eine pflanzenbetonte Ernährung helfen, die Risiken zu mindern – die allerbeste Option ist natürlich, das Rauchen gleich ganz aufzugeben! Eine Untersuchung mit etwa 8000 gesunden Männern (Rauchern und Nichtrauchern) erbrachte hierzu interessante Ergebnisse: Im Verlauf des 10-jährigen Beobachtungszeitraums erlitten rund 1000 Männer einen Herzinfarkt.

Doch entfalten Obst und Gemüse auch bei Rauchern eine Schutzwirkung – so das Ergebnis. Die „Pflanzenfresser" unter den Teilnehmern hatten im Vergleich mit den „Grünfutter-Sparern" ein um bis zu 50 Prozent niedrigeres Herzinfarkt-Risiko.

WAS IST MIT FLEISCH UND MILCHPRODUKTEN?

Im Gegensatz zu pflanzlichen Lebensmitteln enthalten Tierprodukte Cholesterin. Doch leider lässt sich der Cholesterinspiegel, wie eingangs (siehe S. 14) bereits erwähnt, auch mithilfe geeigneter (gesunder) Nahrungsmittel kaum senken. Doch wir haben inzwischen ja sehr viel von der pflanzenbetonten Kost und ihren verschiedenen Gesundheitsnutzen gehört. Ist es also „wurst", ob Fleisch und Co. auf dem Teller landen? Sind tierische Produkte denn nun schädlich für die Herz-Kreislauf-Gesundheit? Interessant ist hier eine vor Kurzem veröffentlichte wissenschaftliche Untersuchung, die sogar auf eine lebensverlängernde Wirkung von unverarbeitetem (!) Fleisch und Milchprodukten hindeutet. An dieser sogenannten PURE-Studie wirkten etwa 135 000 Teilnehmer aus 18 Ländern mit. Diese wurden über knapp zehn Jahre hinweg beobachtet, in diesem Zeitraum auftretende Herz-Kreislauf-Erkrankungen, Herzinfarkte und Schlaganfälle wurden dokumentiert. Es zeigte sich, dass – neben Obst, Gemüse, Nüssen und Hülsenfrüchten – tatsächlich auch rotes Fleisch, Butter und Käse die Gefahr für den Herztod verringern. Das soll zwar keine Empfehlung für den vermehrten Konsum tierischer Produkte sein, so die Forscher, es zeigt aber doch, dass Fleisch und Milchprodukte bislang in diesem Zusammenhang möglicherweise zu Unrecht verteufelt wurden. Insgesamt führte diese Untersuchung zu der Erkenntnis, dass eine fettreiche Nahrung – im Vergleich zu einem hohen Kohlenhydratkonsum – die Chancen auf ein längeres Leben deutlich verbessert. Als problematisch für die Gesundheit erwiesen sich hier vor allem leicht verfügbare Kohlenhydrate (etwa Zucker und Weißmehl). Ein besonders niedriger Fettanteil in der Nahrung war mit einer erhöhten Sterblichkeit verbunden. Dabei galt Fett lange Zeit als gefäßschädigend – weshalb allenthalben entsprechend „lautstarke" Warnungen vor einem zu hohen Verzehr ertönten. „Low fat" hieß die Devise: fettarme Margarinen, Joghurts und andere Milchprodukte hielten

Einzug in die Kühlregale der Supermärkte. Dabei ergaben sich schon vor Jahrzehnten die ersten Hinweise darauf, dass nicht das Fett, sondern der Zucker der eigentliche Übeltäter ist. Tatsächlich hat die Zuckerindustrie vor allem in den 1960er- bis 1970er-Jahren mit entsprechenden Werbefeldzügen die Schädlichkeit des Fetts massiv in den Vordergrund gestellt: Fett macht herzkrank – so lautete das Ergebnis dieser Kampagnen. Und diese Botschaft haben wir verinnerlicht, obgleich uns, wie ebenfalls angeführt, inzwischen zahlreiche Ergebnisse aus wissenschaftlichen Untersuchungen vorliegen, die auf etwas ganz anderes hinweisen.

TIPP

Achten Sie beim Fleischkauf unbedingt auf die Qualität. Denn Fleisch von freilaufenden Tieren enthält wertvolle entzündungshemmende Omega-3-Fettsäuren, während diese bei konventionell erzeugtem Fleisch (Tiere aus Massen-Stallhaltung) fehlen. Hormone, Antibiotika und Wachstumsförderer, die in diesem Fleisch enthalten sein können, fördern Entzündungen.

EINE HERZGESUNDE KOST KANN ERBLASTEN AUSGLEICHEN

Viele Menschen machen sich wegen ihrer erblichen Vorbelastung durch Eltern und Großeltern Sorgen. Ist der Vater beispielsweise an einem Herzinfarkt gestorben, beschwert die Angst davor häufig den eigenen Lebensweg. Doch ererbte Gene sind längst nicht alles und müssen auch keineswegs das Risiko für bestimmte Krankheiten erhöhen. Dies belegen die Forschungen des neuen Wissenschaftszweiges der Epigenetik. Diese „Zusatzgenetik“ macht deutlich, dass unsere Genregulation stark von unserem Verhalten beeinflusst wird. Wer sich um einen gesunden Lebensstil bemüht, kann „problematische" Gene überlisten. Das zeigt die Auswertung von drei großen Studien mit insgesamt mehr als 50 000 Teilnehmerinnen und Teilnehmern. Die Forscher untersuchten sie hinsichtlich Genveränderungen, die das Risiko für Angina pectoris (Brust- oder Herzenge) oder einen Herzinfarkt heraufsetzen. Die Personen mit einem genetisch bedingten hohen Risiko erkrankten im Verlauf des 20-jährigen Beobachtungszeitraums deutlich häufiger als jene, die keine Vorbelastung durch entsprechende Gene aufwiesen. Es wurden jedoch auch die Lebensgewohnheiten der Studienteilnehmer dokumentiert und entsprechend eingerechnet. Ergebnis: Das Risiko für Herzerkrankungen lässt sich – trotz einer erblich bedingten erhöhten Gefahr – durch einen gesunden Lebensstil reduzieren. Wer auf sein Gewicht achtet, nicht raucht, sich gesund ernährt und sich regelmäßig bewegt, kann sein Herzinfarkt-Risiko deutlich senken – auch bei einer erblichen Vorbelastung. Völlig ausgeschaltet wird das Risiko gemäß dieser großen Untersuchungen jedoch nicht. Diese Studien haben aber noch etwas gezeigt: Durch eine ungünstige Lebensweise kann man auch erbgesunde Blutgefäße schädigen. In solchen Fällen nutzen einem die guten Erbanlagen wenig. Zwar sind die Gene für die Entwicklung von Herz-Kreislauf-Erkrankungen durchaus von Bedeutung, doch spielt auch das persönliche Verhalten hier eine wesentliche, nicht zu unterschätzende Rolle.

TIPP

Wir sollten uns unbedingt um einen gesunden Lebensstil bemühen, denn damit „trainieren" wir unsere Gene in Richtung Gesundheit. Hierbei spielt die Ernährung eine wichtige Rolle, denn die Lebensmittelinhaltsstoffe können beim „Anschalten" und „Abschalten" von Genen entscheidend sein. Wenn Sie mehr über dieses hochinteressante Thema erfahren möchten, empfehle ich Ihnen mein Buch *Gute Gene sind kein Zufall* (Südwest Verlag).

GEFÄSSSCHUTZ DURCH BIOAKTIVSTOFFE

Pflanzliche Lebensmittel sind reich an Vitaminen, Mineralstoffen und Spurenelementen – das wissen wir. Aber was ist denn ansonsten noch enthalten, was macht es letztlich aus, dass diese Lebensmittel (vor allem, wenn die Früchte zuckerarm sind) als „gesund" gelten? Schauen wir da einmal genauer hin, denn es lohnt sich tatsächlich, das wertvolle „Innenleben" von Gemüse und Obst genauer unter die Lupe zu nehmen. Beide sind reich an sogenannten sekundären Pflanzenstoffen. Das sind bioaktive Substanzen, die eben nicht zu den klassischen oben aufgeführten Mikronährstoffen zählen und auch als „Phytonutrients" oder „Phytochemicals" bezeichnet werden. Die Pflanzen stellen sie selbst her, unter anderem zu ihrem Schutz vor Umwelteinflüssen, vor Insektenbefall und als Abwehrstoffe, Wachstumsregulatoren, Antioxidantien oder Farbstoffe. Wie wir inzwischen wissen, leisten diese Schutzstoffe auch im menschlichen Organismus einen wertvollen Beitrag zu dessen Gesundheit. So können sie etwa die Durchblutung, den Fett- und den Zuckerstoffwechsel günstig beeinflussen. Sie wirken antiviral, antimikrobiell, stählen unsere körpereigene Abwehr und schützen uns vor Infektionen. Sie bekämpfen aber auch Entzündungen. Die Gesamtzahl der sekundären Pflanzenstoffe wird derzeit auf bis zu 100 000 geschätzt. Sie werden in die unterschiedlichsten Gruppen unterteilt, wie die folgende Übersicht zeigt. Wer sich hier mit einem Nahrungsergänzungsmittel helfen möchte, der sollte darauf achten, dass es den „bunten Reigen" der sekundären Pflanzeninhaltsstoffe beinhaltet und nicht nur aus Vitaminen und Mineralstoffen zusammengesetzt ist. Gerne können Sie mich hier für eine Empfehlung kontaktieren (Kontaktdaten auf meiner Webseite).

Übersicht der wichtigsten Gruppen bioaktiver Pflanzeninhaltsstoffe, ihrer Vorkommen und ihrer möglichen gesundheitsfördernden Wirkungen

BIOAKTIVE PFLANZENINHALTS-STOFFE	VORKOMMEN	WIRKUNGEN
Polyphenole	Beerenfrüchte, Äpfel, Kohl, Nüsse	Zell- und Gefäßschutz, Nervenzellschutz, Immunabwehr, Verbesserung der Tumorüberwachung, entzündungshemmende, antiinfektiöse und antioxidative Wirkung
Glucosinulate	Kohl, Sauerkraut, Rettich, Senf	Verbesserung der Immunabwehr, Krebshemmung
Saponine	Hülsenfrüchte, grüne Bohnen	Entgiftung, antientzündliche und antibakterielle Wirkung
Terpene	Beerenfrüchte, Gewürzpflanzen	Zellschutz, Verbesserung der Immunabwehr, Förderung der Verdauungstätigkeit, Krebshemmung
Sulfide	Zwiebeln, Knoblauch, Lauch	Infektionsschutz, Krebshemmung, Gefäßschutz, Blutdruckregulation

Die „herzensguten" Flavonoide

Zu den interessantesten bioaktiven Pflanzeninhaltsstoffen gehören die Polyphenole, die auch als „Vitamine des 21. Jahrhunderts" bezeichnet werden. Sie lassen sich in die beiden Gruppen der „Phenolsäuren" und der „Flavonoide" unterteilen. Die Phenolsäuren stecken beispielsweise als Kaffeesäure in der Kartoffel und im Kaffee, als Ferulasäure in Getreide und als Ellagsäure in Nüssen und Beerenfrüchten, wie etwa Himbeeren, Brombeeren oder Erdbeeren. Die Flavonoide wiederum bilden selbst eine große Gruppe bioaktiver Pflanzeninhaltsstoffe, darunter beispielsweise die sogenannten Anthocyane (wasserlösliche Pflanzenfarbstoffe), die Blüten und Früchte blau, violett und rot färben. Auch die für ihre gesundheitsfördernden Wirkungen bekannten Epigallocatechine oder Epigallocatechingallate, die beispielsweise im Grüntee enthalten sind, zählen zu den Flavonoiden. Auch Zwiebeln, Kohl, Auberginen, Zitrusfrüchte und Weintrauben (sowie deren Kerne) sind reich an Flavonoiden. Wer mehr davon verzehrt, reduziert sein Risiko für einen tödlichen Herzinfarkt – das haben große Studien erbracht. Polyphenole, speziell Flavonoide, tragen zur Normalisierung erhöhter Blutfettwerte (Cholesterin, Triglyzeride) und von Bluthochdruck bei. In einer Metaanalyse, in deren Rahmen 18 Humanstudien ausgewertet wurden, ergaben sich eine Senkung des LDL- und Gesamt-Cholesterins sowie ein Anstieg des HDL-Cholesterins. Auch die Blutzuckerwerte verbesserten sich, wobei der Effekt bei einer bestehenden Fettstoffwechselstörung am deutlichsten war. Auch von japanischem Grüntee sind diese Effekte bekannt, wobei man schon etliche Tassen am Tag trinken muss, um auf eine „pharmakologisch wirksame" Konzentration an Flavonoiden zu kommen. Bei der Auswahl von Grüntee sollte man auf Bioqualität achten und sich gegebenenfalls auch an Testergebnissen (Belastungen, Qualität) orientieren. Des Weiteren ist beim Konsum größerer Mengen an Grüntee und gleichzeitiger Anwendung von Arzneimitteln auf mögliche Wechselwirkungen zu achten.

Dunkle Schokolade „putzt" die Blutgefäße

Die gute Nachricht für Naschkatzen: Schokolade ist gesund, allerdings nur die dunkle Variante mit einem hohen Kakaoanteil (ab 70 %), die gleichzeitig mit wenig Zucker punktet. Die Kakaobohnen bestehen zu über der Hälfte aus Fett (Kakaobutter), das zum Teil für die Herstellung von Schokolade verwendet wird. Außerdem enthält die Schokolade Stoffe mit anregender Wirkung: Theobromin wirkt auf das Zentralnervensystem und fördert die Weitstellung der Blutgefäße. Auch Koffein ist in der Kakaobohne vorhanden, allerdings in deutlich geringerer Konzentration als beispielsweise in Kaffee oder Tee. Und schließlich ist die Schokolade – vor allem die dunkle ab 70 Prozent Kakao – reich an Flavonoiden, die für die positive Wirkung der Kakaobohne auf das Herz-Kreislauf-System zuständig sein sollen. In einer spanischen Untersuchung mit Hochrisikopatienten für Herz-Kreislauf-Erkrankungen wurde die Wirkung von Kakaopulver (in Milch aufgelöst) im Vergleich zur gleichen Menge Milch ohne das braune Pulver erforscht. Ergebnis: Die Studienteilnehmer in der „Kakaopulver-Gruppe" konnten verschiedene Entzündungswerte, die bei ihnen im Serum gemessen wurden, reduzieren. Den Probanden in der reinen „Milch-Gruppe" gelang dies hingegen nicht. In weiteren Untersuchungen ließ sich nachweisen, dass dunkle Schokolade (15 Gramm) dabei hilft, den Gesamt-Cholesterinwert zu verringern, den (erhöhten) Blutdruck zu senken und dass sie der Verklumpung des Blutes entgegenwirkt. Diese positiven Effekte werden den in der dunklen Schokolade reichlich vorhandenen Flavonoiden zugeschrieben.

TIPP

Eine gute Schokolade sollte eine glatte, glänzende Oberfläche haben und mit glatten Kanten brechen, die nicht „nachbröseln". Rohstoffe von hoher Qualität (vor allem die Kakaobutter) erfüllen diese Kriterien. „Billigschokolade" kann gefäßschädigende Transfettsäuren enthalten. Bei der Auswahl hochwertiger Schokolade wäre es wünschenswert, auch auf ökologische Gesichtspunkte zu achten (fair gehandelte Ware, Bioanbau bevorzugen).

Nicht die Bohne: Kaffee ist besser als sein Ruf

Wir Deutschen sind echte „Kaffeejunkies". Wir schlürfen das braune Gebräu in einer Durchschnittsmenge von etwa 160 Litern pro Kopf und pro Jahr. Kaffeebohnen sind reich an natürlich vorkommenden Antioxidantien, und zwar auch hier überwiegend in Form von Polyphenolen (Phenolsäuren). Diese schützen die Blutgefäße und wirken der Oxidation der Cholesterinmoleküle entgegen. Inzwischen haben mehrere wissenschaftliche Untersuchungen eindeutige Hinweise darauf ergeben, dass ein paar Tassen Kaffee am Tag herzschützend wirken. Koffein lässt den Blutdruck zwar kurzfristig ansteigen, doch zu einer langfristigen Blutdruckerhöhung trägt das beliebte Genussmittel nicht bei. Eine amerikanische Studie mit mehr als 100 000 Krankenschwestern erbrachte, dass täglich mindestens vier Tassen Kaffee das Schlaganfall-Risiko der teilnehmenden Frauen um 20 Prozent senkte. Auch laut einer kürzlich veröffentlichten australischen Untersuchung, in deren Rahmen die Daten von knapp 350 000 Menschen ausgewertet wurden, soll Kaffee das Risiko für Herz-Kreislauf-Erkrankungen senken. Doch es zeigte sich ebenfalls, dass der Effekt durchaus an eine bestimmte Menge geknüpft ist: Wer ein bis zwei Tassen pro Tag trank, hatte ein um mehr als 10 Prozent niedrigeres Risiko für eine Herzerkrankung als jene, die ganz auf Kaffee verzichteten. Wer allerdings mehr als sechs Tassen des braunen Getränks genoss, erhöhte sein Risiko für Herz-Kreislauf-Erkrankungen um 22 Prozent. Also bitte nicht übertreiben! Auch in Sachen Diabetes macht Kaffee von sich reden: Mehrere Tassen am Tag senken das Risiko, an Diabetes zu erkranken. Empfindliche Menschen und schwangere Frauen sollten allerdings – trotz der gefäßschützenden Wirkung des Kaffees – vorsichtig sein und es bei einer Tasse pro Tag belassen.

Nüsse – machen wir's den Affen nach!

Das Genom der Affen unterscheidet sich kaum von unserem menschlichen Erbgut, und dennoch haben sie andere Essensvorlieben als viele von uns. Besonders gern mögen sie ballaststoffreiche Lebensmittel aus Vollkorn (z. B. Flocken, Brot etc.), aber auch Früchte wie etwa Bananen, Äpfel, Feigen – und

Nüsse. Auch die Gesundheitsnutzen einer solchen Ernährung hat man in einer wissenschaftlichen Untersuchung mit Personen erforscht, deren Cholesterinwerte zu hoch waren. Man verglich die Wirkungen eines Statins (Lovastatin) auf den Cholesterinspiegel mit den Effekten, die eine fettarme Ernährung und eine typische Affenkost darauf hatten. Sowohl das Statin als auch die Affenkost ließen das Cholesterin gleichermaßen um etwa 30 Prozent sinken. Die fettarme Kost brachte dagegen (erwartungsgemäß) eine nur geringe Verbesserung. Also führte diese spezielle Ernährung tatsächlich zum selben Ergebnis wie das Arzneimittel – wobei wir ja wissen, dass eine cholesterinverminderte Kost kaum direkte Auswirkungen auf den Blutwert hat. Wie ist dieses Ergebnis dann zu erklären? Das Geheimnis liegt vermutlich in den Nüssen begründet. Nüsse (vor allem Walnüsse) tragen zur Senkung des Cholesterinspiegels bei. Das konnte inzwischen bewiesen werden. Aber was genau in Nüssen ist so besonders gesund? Sicher, sie enthalten jede Menge Ballaststoffe und auch Omega-3-Fettsäuren, die ja als „Gefäßschützer" gelten. Aber ist das wirklich alles? Dazu gibt es interessante neue Erkenntnisse, wobei wieder einmal unser Darmmikrobiom eine wesentliche Rolle spielt. Der regelmäßige Verzehr von Walnüssen begünstigt nämlich das Wachstum von Bakterien, die wir schon kennengelernt haben: die Schlankmacherbakterien. Schon mit etwa 40 Gramm Walnüssen pro Tag fördern wir die „guten" Darmbewohner, die unseren Fett- und Kohlenhydratstoffwechsel erleichtern und optimieren. Im Rahmen der neuen Studien ließen sich auch positive Stoffwechselprodukte, die von den Bakterien im Darm gebildet werden, nachweisen. Das Ergebnis war unabhängig davon, ob ansonsten Fette oder Kohlenhydrate verzehrt wurden.

Ballaststoffe sind kein Ballast

Morgens ein Brötchen mit Marmelade, mittags ein Nudelgericht aus Weißmehl, am Nachmittag ein Stück Kuchen und am Abend eine Scheibe Brot mit Wurst oder Käse … Wo bitte sollen sie da herkommen, die Ballaststoffe? Kein Wunder, dass 75 Prozent der Frauen und etwa 70 Prozent der Männer in Deutschland zu wenig von diesen Faserstoffen aufnehmen. Pro

Tag 30 Gramm sollten es sein. Wenn Gemüse, Vollkornbrot, Hülsenfrüchte und Obst nicht zu unseren Lieblingsspeisen zählen, dann haben wir kaum eine Chance, uns mit diesen wichtigen Quellstoffen ausreichend zu versorgen (siehe die Übersicht im Kastentext unten). Ballaststoffe sind unverdauliche Faserstoffe pflanzlichen Ursprungs, die eine Vielzahl gesundheitsfördernder Wirkungen entfalten. So regulieren sie beispielsweise die Darmtätigkeit und kurbeln die Verdauung an. Außerdem quellen Ballaststoffe im Dickdarm auf – dadurch wird das Darm- und Stuhlvolumen größer und einer Verstopfung vorgebeugt. Wer sich überwiegend pflanzlich ernährt, wird den Speisebrei im Verdauungstrakt meist schneller wieder los und produziert höhere Stuhlgewichte (durchschnittlich 300 bis 400 Gramm täglich) als Menschen, die eine fettreiche und faserarme Kost bevorzugen (durchschnittlich 100 bis 150 Gramm täglich). Ein weiterer Vorteil der Faserstoffe besteht darin, dass Gifte, die im Zuge der Verdauung entstehen oder mit der Nahrung aufgenommen werden, bei einer schnellen Passage durch den Verdauungstrakt der Darmschleimhaut weniger anhaben können als bei langen „Aufenthalten" mit einer langen Kontaktzeit im Darm. Es wird auch über eine mögliche krebshemmende Wirkung der Ballaststoffe diskutiert, wobei es hier vor allem um den Darmkrebs geht, der bereits als zweit- bis dritthäufigste Krebsart bei Frauen wie auch Männern auftritt.

Ballaststoffe verbessern die Blutfettwerte und machen schlank

Wasserlösliche Ballaststoffe wie etwa Inulin, das in Chicoree, Pastinaken und Schwarzwurzeln steckt, wirken sich günstig auf einen erhöhten Gesamt- und LDL-Cholesterinstoffwechsel aus. Die hierfür verantwortlichen Mechanismen sind vielseitig und werden im nächsten Abschnitt bei den Glucanen erläutert. Auch im Bereich der Gewichtsreduktion machen die Faserstoffe von sich reden. In wissenschaftlichen Untersuchungen konnte gezeigt werden, dass eine umgekehrte Beziehung zwischen der Aufnahme von Ballaststoffen und dem Körpergewicht besteht. Ein hoher Anteil in der Ernährung begünstigt die Vermeidung von Übergewicht. In der bereits erwähnten groß angelegten EPIC-Studie konnten die beteiligten

Forscher beobachten, dass eine Zufuhr von zusätzlich 10 Gramm mehr Ballaststoffen sich günstig auf das Gewicht (es zu halten oder abzunehmen) auswirkte. Ballaststoffe machen satt, und ihre Kohlenhydrate werden langsam freigesetzt. Die Bauchspeicheldrüse muss nicht ständig größere Mengen von Insulin produzieren, um die aufgeschlossenen Zuckermoleküle in die Zellen zu transportieren – das Organ wird geschont und damit Diabetes mellitus Typ 2 und Heißhungerattacken vorgebeugt. Weiterhin füllen die Rohfasern den Magen und bewirken über die Dehnung der Magenwand die Ausschüttung von Sättigungshormonen. Vollwertgetreide enthält besonders viel Ballaststoffe, aber auch Gemüsesorten wie etwa Schwarzwurzeln oder Hülsenfrüchte und Nüsse sind empfehlenswert (Näheres in der folgenden Übersicht).

Ballaststoffmengen in Lebensmitteln (Beispiele)

LEBENSMITTEL	BALLASTSTOFFGEHALT IN G/100 GRAMM
Leinsamen	35
Roggenvollkornbrot	8
Weizenvollkornbrot	7
Nüsse	10
Schwarzwurzeln (gedünstet)	18
Erbsen (gekocht)	7
Linsen (gekocht)	4
Grünkohl (gedünstet)	4
Karotten (roh)	3
Paprika (roh)	2
Tomaten (roh)	1
Beerenfrüchte	4
Birnen	3
Pflaumen	2
Äpfel	2

TIPP

Essen Sie täglich Samen – streuen Sie beispielsweise welche über Ihr Gemüse oder den Salat. Das liefert Ihnen zusätzliche Ballaststoffe sowie jede Menge Vitamine und andere Mikronährstoffe. Wählen Sie möglichst unbehandeltes, unbelastetes Obst und essen Sie es mit der Schale (z. B. Äpfel, Birnen). Auch das erhöht Ihr Ballaststoff-Konto.

Glucane: Wenn der Hafer sticht

Wie bereits erwähnt, helfen wasserlösliche Ballaststoffe, die Blutfettwerte zu normalisieren. Besonders gut untersucht sind hier bestimmte Glucane (Beta-Glucane) – genauer gesagt handelt es sich um Glucane vom Verknüpfungstyp ß-1,3-1,4. Das sind hochmolekulare Kohlenhydrate, die in hoher Konzentration in Getreide, vor allem in Hafer und Gerste, zu finden sind. Sie binden Gallensäuren und sorgen dafür, dass ein entsprechender Nachschub durch den Abbau von Cholesterin erfolgt. Das wiederum führt zu einer Senkung des Cholesterin-Blutspiegels. Als Wirkung der Glucane ist auch eine erhöhte Ausscheidung des Cholesterins mit dem Stuhl bekannt. Außerdem können die Darmbakterien diese spezielle Form der Faserstoffe sehr gut verwerten: Sie stellen daraus kurzkettige Fettsäuren her, und diese wiederum drosseln die Cholesterinproduktion in der Leber. Eine Verringerung der Triglyzeridwerte lässt sich ebenfalls belegen: Die cholesterinsenkende Wirkung tritt bei einer täglichen Zufuhr von 3 Gramm ß-Glucanen ein. Diese Menge steckt beispielsweise in 80 Gramm Haferflocken oder 40 Gramm Haferkleie. Man kann natürlich auch mit einer Mischung aus Haferflocken und Hafergerste auf die gewünschte Menge dieser natürlichen fettsenkenden Pflanzeninhaltsstoffe kommen.

Die speziellen ß-Glucane verbessern nachweislich auch die Insulinantwort und bremsen den Anstieg des Blutzuckerspiegels nach dem Essen. Man geht davon aus, dass diese Ballaststoffe die Viskosität („Zähflüssigkeit") des Speisebreis in den Verdauungsorganen erhöhen und dadurch die Magenentleerung verzögert wird. In diesem Zusammenhang ist auch die langsamere Aufspaltung von Kohlenhydraten von Bedeutung. Diese Vorgänge verstärken letztlich das Sättigungsgefühl, weshalb die ß-Glucane auch gute „Mitarbeiter" bei einem erfolgreichen Gewichtsmanagement sein können. Die Aussage, dass diese ß-Glucane zur Senkung des Blutzuckerspiegels beitragen können, ist an die tägliche Zufuhr von 4 Gramm gebunden.

HINWEIS

Die hier beschriebenen Effekte treffen für die ß-1,3-1,4-ß-D-Glucane zu. Diese sind nicht zu verwechseln mit den 1,3-1-6-ß-D-Glucanen, die in Vitalpilzen vorkommen und in erster Linie eine immunstärkende Wirkung entfalten.

TIPP

Legen Sie hin und wieder ein paar ß-Glucan-Tage ein. Verzehren Sie dazu über den Tag verteilt hafer- oder gerstehaltige Lebensmittel (u. a. Müsli, Brei, Brot) und vergessen Sie dabei das Trinken nicht! Weil diese Ballaststoffe im Verdauungstrakt aufquellen und viel Wasser binden, sollten Sie pro ß-Glucan-Tag mindestens 2 Liter Flüssigkeit (Wasser, Kräutertee) zu sich nehmen.

Phytosterole senken den Cholesterinspiegel

Sie stecken in den Zellmembranen von Pflanzen, denn dort werden sie als Strukturkomponente gebraucht: die Phytosterine oder auch Phytosterole. Besonders reich an diesen sekundären Pflanzeninhaltsstoffen sind Samen wie etwa Kürbiskerne, Weizenkeime, Sojabohnen oder Sesam. In den daraus hergestellten (kalt raffinierten) Ölen sind sie ebenfalls enthalten. Auch bestimmte Gemüsesorten wie Brokkoli,

Pflanzliche Lebensmittel mit nennenswertem Phytosterol-Gehalt

LEBENSMITTEL	GEHALT IN MG/100 GRAMM
Nüsse	bis zu 500
Getreide	100 bis 200
Oliven (schwarz)	50
Brokkoli	43
Orangen	25
Rosenkohl	24
Blumenkohl	18
Zwiebeln und Gurken	15
Bananen	14
Möhren	12
Birnen	12

Rosenkohl oder Blumenkohl (siehe die folgende Übersicht) liefern uns die natürlichen Cholesterinsenker in höheren Konzentrationen. Wenn Phytosterole zusammen mit cholesterinhaltigen Lebensmitteln aufgenommen werden, treten beide „Fettarten" in Konkurrenz an der Darmschleimhaut, da beide dasselbe Transportsystem beanspruchen. Dadurch gelangt weniger Cholesterin ins Blut. Allerdings wird dadurch, wie bereits dargestellt, die körpereigene Cholesterinsynthese um stärker angekurbelt. Dennoch lassen sich Gesamt- und LDL-Cholesterin mithilfe von Phytosterolen nachgewiesenermaßen senken. Man vermutet daher, dass hier auch noch andere Mechanismen, wie etwa die verbesserte Ausscheidung von Cholesterin, eine Rolle spielen könnten. Die Wirksamkeit ist an eine tägliche Zufuhr von etwa 1 bis 2 Gramm gebunden, was allerdings mit einer normalen Durchschnittsernährung kaum gelingt. Daher kann es sinnvoll sein, mit Phytosterinen angereicherte Lebensmittel (z. B. bestimmte Joghurtprodukte oder Sojagetränke) zu konsumieren; die Produkte müssen entsprechend gekennzeichnet sein.

Eine Reihe klinischer Studien belegt, dass solche Lebensmittel bei einer Anwendungsdauer von mehreren Wochen das LDL-Cholesterin um bis zu 15 Prozent senken können. Interessanterweise kann die Wirkung von Statinen, bei gleichzeitiger Anwendung von Phytosterinen, deutlich verbessert werden. Allerdings gibt es Hinweise darauf, dass die Bioaktivstoffe die Aufnahme von Carotinoiden (z. B. aus Gemüse und Obst) vermindern und dadurch einen Mangel an diesen Substanzen begünstigen können. Carotinoide sind Radikalfänger und in unserem Körper unter anderem auch für die Kommunikation der Zellen untereinander wichtig. Wenn man Phytosterole langfristig anwendet, sollte man daher gelegentlich seine Carotinoidwerte im Blut bestimmen lassen, um ein eventuell sich entwikkelndes Defizit rechtzeitig zu erkennen.

Kurkumin – Scharfmacher nicht nur gegen Cholesterin

Kurkuma – auch als „Gelbwurz" oder „indischer Safran" bekannt – gehört zu den Ingwergewächsen. Seit Tausenden von Jahren sind die Knollen der krautigen Pflanze und die Pflanze selbst als traditionelles Heilmittel Bestandteil der Gesundheitslehre des Ayurveda, wo sie unter anderem bei Verdauungsbeschwerden, zur Kräftigung des Herz-Kreislauf-Systems und zur „Reinigung" des Körpers eingesetzt werden. Das Gewürz (es gehört auch in jede Currymischung) kam im Mittelalter über die Seidenstraße nach Europa. Die Liste der Inhaltsstoffe dieser Knolle kann sich sehen lassen: Neben nennenswerten Mengen an Cholin, Vitamin E, Kalium, Magnesium und Phosphor müssen hier vor allem die sekundären Pflanzeninhaltsstoffe erwähnt werden: Bitterstoffe, ätherische Öle, Polyphenole (Flavonoide) sowie die interessanten Kurkuminoide, die ebenfalls zu den Polyphenolen zählen. Kurkumin, das (zusammen mit Desmethoxycurcumin und Bismethoxycurcumin) die Gelbfärbung des Pulvers verursacht, ist der bekannteste Vertreter der Kurkuminoide. Es gibt inzwischen zahlreiche medizinisch-wissenschaftliche Veröffentlichungen zur Wirksamkeit dieses Polyphenols, wobei in unserem Zusammenhang vor allem die positiven Effekte auf den Fettstoffwechsel und der Herzschutz von Interesse sind. Kurkumin wirkt unter anderem positiv auf die Blutfettwerte ein, fördert den Gallenfluss, wirkt entzündungshemmend und antioxidativ und hat einen günstigen Einfluss auf den Insulinstoffwechsel beziehungsweise einen antidiabetischen Effekt.

Das gelbe Gewürz verbessert die Cholesterin- und die Triglyzeridwerte

Der Einsatz von Kurkumin bei Menschen ist beispielsweise im Zusammenhang mit einer (nicht durch Alkohol bedingten) Fettleber untersucht worden. In einer iranischen Studie mit insgesamt 87 Teilnehmern, bei denen zuvor per Ultraschall eine solche Fettleber diagnostiziert worden war, hat man die Effekte des Kurkumins auf die Leber (bildgebende Verfahren, Leberwerte) sowie auf die Blutfettwerte (Gesamt-Cholesterin, Triglyzeride) untersucht. Nach achtwöchiger Behandlungsdauer konnten sich die Probanden der Kurkumin-Gruppe (2 x je 500 mg/Tag) über deutlich niedrigere Werte – im Vergleich zur Placebo-Gruppe – freuen. Der Fettgehalt in der Leber konnte um etwa 78 Prozent verringert werden. Auch die Leberenzymwerte, das Gesamt-Cholesterin und die Triglyzeride verbesserten sich deutlich. In einer australischen Doppelblindstudie mit Probanden, die erhöhte Blutfettspiegel aufwiesen, gingen die Forscher der Frage nach, ob die Studienteilnehmer durch die Aufnahme von Kurkumin – zusätzlich zum cholesterinsenkenden Phytosterol – ihre Blutfette noch weiter senken könnten. Wie sich zeigte, war das durch die zusätzliche Gabe von Kurkumin erzielte Ergebnis – im Vergleich zur reinen Phytosterol-Anwendung – deutlich besser. Bei einer Metaanalyse wurden die Daten von insgesamt sieben Studien mit knapp 650 Personen mit erhöhten Blutfettwerten und sonstigen Herz-Kreislauf-Risikofaktoren hinsichtlich der cholesterinsenkenden Wirkung von Kurkumin ausgewertet. Wie sich dabei herausstellte, kann das Polyphenol LDL-Cholesterin und Triglyzeride signifikant senken. Auf das HDL-Cholesterin hatte Kurkumin laut dieser Analyse keinen Einfluss. In einer aktuell veröffentlichten Studie iranischer Universitäten ergaben sich ebenfalls Hinweise auf positive Wirkungen des Kurkumins sowohl bei den Blutfett- als auch bei den Entzündungswerten. Insgesamt nahmen 44 Personen mit Diabetes Typ 2 an dieser Untersuchung teil. Nach einer zehnwöchigen Anwendungsdauer von Kurkumin (1500 mg/Tag) war der (vorher erhöhte) Triglyzeridspiegel bei den untersuchten Teilnehmern deutlich gesunken – im Vergleich zur Placebo-Gruppe. Auch die Entzündungswerte hatten sich verbessert, und das für die Blutzuckerspiegel so wichtige Gewebshormon Adiponektin war deutlich angestiegen.

Kurkumin ist nicht gleich Kurkumin

Obgleich Kurkumin als gut verträglich gilt, werden offiziell die in vielen Studien eingesetzten hohen Dosen als kritisch angesehen. Die Europäische Lebensmittelbehörde EFSA (European Food Safety Authority) empfiehlt, die Zufuhrmenge von 2 mg Kurkumin pro Kilogramm Körpergewicht und pro Tag nicht zu überschreiten. Kurkumin ist allerdings schlecht wasserlöslich, wenig stabil und ist im Allgemeinen nicht gut bioverfügbar. Was bedeutet, dass die Biomoleküle über den Darm nicht gut ins Blut aufgenommen werden und in den Körperzellen somit wenig von der zugeführten Menge ankommt. Man hat dann einige Versuche und Untersuchungen angestellt, um die Anreicherung des Polyphenols im Blut zu erhöhen. Ältere Untersuchungen kamen zu dem Ergebnis, dass der schwarze Pfeffer mit seinem Inhaltsstoff Piperin den Übertritt des Kurkumins ins Blut verbessern könnte. Heute wird diese Empfehlung kontrovers diskutiert, denn es liegen inzwischen Hinweise darauf vor, dass Piperin die Bioverfügbarkeit des Kurkumins nicht erhöht, dafür jedoch in Wechselwirkung mit einer Vielzahl von Arzneistoffen treten kann. Daher ist von der unkontrollierten Anwendung einer solchen Kombination – vor allem bei gleichzeitiger Medikamenteneinnahme – auf jeden Fall deutlich abzuraten.

Sehr gute Ergebnisse bei der Erhöhung der Aufnahmerate sind jedoch mithilfe der Mizellen-Technologie zu erzielen. Hierbei werden Kurkumin-Partikel mit einem Emulgator umhüllt und stabilisiert. So erhalten die fettlöslichen (wasserunlöslichen, „hydrophoben") Kurkuminmoleküle eine wasserlösliche Oberfläche und damit eine für den Körper verwertbare Verpackung (z. B. in ACURMIN PLUS®, Mizell-Curcuma, Fa. Cellavent; Bezugsquellen im Anhang). Dadurch lässt sich die Bioverfügbarkeit um das 185-Fache steigern, folglich können auch geringere Zufuhrmengen erfolgreich angewendet werden. Inzwischen beschäftigen sich einige Forschungsgremien (unter anderem an der Universität in Hohenheim), die beispielsweise auch vom Bundesforschungsministerium unterstützt werden, mit der Qualität und Bioverfügbarkeit von Kurkumin

Ein weiteres Problem bei der Anwendung von Kurkumin ist dessen Herkunft. Man unterscheidet zwischen der Gewinnung aus der Kurkuma-Knolle und dem synthetisch hergestellten Kurkumin, das aus Erdöl-Abkömmlingen gewonnen wird. Nicht selten wurde die Naturware aus Kostengründen mit synthetisch gewonnenem Kurkumin gestreckt. Mittels einer speziellen Nachweismethode (Bestimmung des Kohlenstoff-14 , C14-Isotops) lässt sich der Nachweis für natürliches (oder sythetisches Kurkumin) führen (so ist etwa das Präparat ACURMIN PLUS®, Mizell-Curcuma, Fa. Cellavent diesbezüglich geprüft). Auch sollte man auf potenzielle Schwermetallbelastungen achten, da bei der Gelbfärbung gelegentlich mit giftigen Blei-Chrom-Pigmenten „nachgeholfen" wird.

TIPP

Seien Sie kritisch bei der Auswahl Ihres Kurkumin-Präparats. Qualität sollte vor Quantität stehen. Vor Käufen ungeprüfter Ware im Internet muss hier gewarnt werden, da viele unseriöse Anbieter am „Kurkumin-Hype" partizipieren möchten.

Knoblauch – starke Knolle mit cholesterinsenkendem Potenzial

Bereits vor über 5000 Jahren wurde der Knoblauch, aus botanischer Sicht ein Lauchgewächs, in Ägypten und China als Nutz- und Heilpflanze angebaut. Im alten Ägypten stärkten sich die Männer, die am Bau der Pyramiden mitschuften mussten, täglich mit Knoblauch. Im antiken Griechenland setzten die Teilnehmer an den ersten Olympischen

Spielen auf Knoblauch, um sich für die Wettkämpfe zu kräftigen. Der berühmte griechische Arzt Pedanios Dioskurides empfahl Knoblauch zur „Reinigung der Arterien". Der Knoblauch ist eine wahre „Fundgrube" für Nährstoffe: Neben Vitaminen, Mineralstoffen und Spurenelementen sind unter anderem die wasserlöslichen Ballaststoffe (wie etwa Inulin) wichtig. Sie dienen den „guten" Darmbakterien als Futter. Damit wird nicht nur die Darm-, sondern auch – wie bereits dargelegt – die Herzgesundheit gefördert. Die Knolle ist auch reich an Aminosäuren, wobei das L-Arginin im Vordergrund steht, denn aus diesem Eiweißbaustein kann der Körper Stickoxide herstellen, die für den gesunden Blutfluss und die Gefäßweitstellung gebraucht werden. Auch der Inhaltsstoff Adenosin trägt über „Umwege" zur Gefäßerweiterung bei. Weiterhin stekken in dem Lauchgewächs bestimmte Flavonoide – bioaktive Pflanzeninhaltsstoffe, die „freie Radikale" in die Flucht schlagen und Entzündungen hemmen.

Die interessantesten Inhaltsstoffe des Knoblauchs scheinen die schwefelhaltigen Stoffe (Sulfide) zu sein, die wohl in erster Linie die vielen positiven Wirkungen des Knoblauchs insgesamt hervorbringen. Der geruchlose Stoff Alliin wird beim Zerkleinern und Trocknen des Knoblauchs in einen anderen schwefelhaltigen Stoff überführt – in das Allicin. Diese Substanz (beziehungsweise ihre Reaktionsprodukte) wird für die berühmt-berüchtigte „Knoblauchfahne" verantwortlich gemacht. Der Schwefelstoff kann einen erhöhten Cholesterinspiegel günstig beeinflussen und schützt die Cholesterinbausteine vor der Oxidation. Allicin drosselt die Cholesterinproduktion in der Leber und unterstützt den Abbau des Blutfetts. Knoblauch fördert die Durchblutung, hemmt die Verklumpung der Blutplättchen, hat eine blutdrucksenkende und entzündungshemmende Wirkung (siehe Übersicht). Zudem wirkt Knoblauch auch Infektionen (etwa durch Bakterien und Viren) entgegen und reduziert dadurch das allgemeine Entzündungsrisiko für den Körper.

Mögliche Wirkungen von Knoblauch auf die Blutgefäße und das Herz-Kreislauf-System

- Senkung der körpereigenen Cholesterinsynthese
- Vermehrter Abbau von Cholesterin

- Verbesserung des Blutflusses
- Blutgefäßerweiterung
- Unterstützung beim Erhalt des normalen Blutdrucks
- Antioxidative Wirkung

Knoblauch und die moderne Wissenschaft

Vor einigen Jahren gelang es einem amerikanischen Forscherteam, zu zeigen, wie der Knoblauch exakt mit dem Blut reagiert. Dazu haben die Wissenschaftler im Labor einen Knoblauchsud mit roten Blutkörperchen (Erythrozyten) zusammengebracht. Mithilfe eines speziellen Testsystems konnten sie nachweisen, dass die roten Blutkörperchen daraufhin begannen, Schwefelwasserstoff zu produzieren, wobei die schwefelhaltigen Inhaltsstoffe des Knoblauchs mit bestimmten Inhaltsstoffen der Erythrozyten-Zellwände reagierten. Der von den Blutkörperchen gebildete Schwefelwasserstoff weitet die Blutgefäße und senkt dadurch den Blutdruck.

Inzwischen gibt es eine Reihe von Studien, deren Ergebnisse für eine cholesterinsenkende und gefäßschützende Wirkung des Knoblauchs sprechen. Zur Wirkung von Knoblauchpulver (bis zu 600 mg täglich) wurden im Rahmen einer Metaanalyse 27 klinische Studien mit insgesamt knapp 1650 Teilnehmern ausgewertet. Ziel dieser Auswertung war es, den Einfluss auf die Blutfettwerte, den Blutzucker und den Nüchternblutzucker zu erfassen. Es zeigte sich, dass Knoblauch(pulver) sowohl das erhöhte Gesamt- als auch das LDL-Cholesterin senkt und sich des Weiteren günstig auf den erhöhten Blutdruck und die Blutzuckerwerte auswirkt.

In einer placebokontrollierten Doppelblindstudie überprüfte man die Wirkung eines Knoblauch-Extrakts (mit Coenzym Q10) auf die Entwicklung der Atherosklerose bei Probanden mittleren Alters. Im Verlauf des einjährigen Beobachtungszeitraums konnte bei der „Knoblauch-Gruppe“ – im Vergleich zur Placebo-Gruppe – ein deutlich ausgeprägter gefäßschützender Effekt und eine Senkung von Entzündungsmarkern nachgewiesen werden.

Im Rahmen einer iranischen Untersuchung wurde an 112 Probanden im Alter von 30 bis 60 Jahren mit erhöhten Blutfettwerten die Wirkung der Kombination aus Knoblauch und Zitronen(saft) untersucht. Die Teilnehmer der Studie wurden in vier Gruppen eingeteilt. Die erste Gruppe erhielt täglich 20 Gramm Knoblauch und einen Esslöffel Zitronensaft. Die zweite Gruppe erhielt nur 20 Gramm Knoblauch. Die dritte Gruppe bekam nur den Zitronensaft, und die vierte bekam gar nichts (Placebo-Gruppe). Zu Beginn der Studie wurde allen Teilnehmern Blut abgenommen, ihre Blutfettwerte bestimmt sowie der Blutdruck gemessen. Die Anwendungsdauer betrug insgesamt acht Wochen. Die cholesterinsenkende Wirkung der Naturstoffe war in der ersten Gruppe (Knoblauch und Zitrone) am stärksten ausgeprägt. Doch konnte bei diesen Probanden nicht nur das LDL-Cholesterin signifikant vermindert werden, vielmehr verbesserten sich bei ihnen auch die Blutdruckwerte am deutlichsten. Und schließlich ließ sich bei Gruppe eins sogar noch eine Gewichtsreduktion (anhand des Body-Mass-Index gemessen) beobachten.

Die „harte" Tour: Knoblauch-Zitronen-Kur

Es gibt Hinweise darauf, dass eine Knoblauch-Zitronen-Kur im Kampf gegen erhöhte Blutfettwerte besonders effizient sein kann. Dafür sollte man 30 zerkleinerte Knoblauchzehen und 5 klein geschnittene Zitronen zusammen mit 1,5 Litern Wasser im Mixer pürieren, und die Mischung anschließend in einem Topf auf dem Herd aufwallen und 5 Minuten kochen lassen. Nach dem Abkühlen wird die Flüssigkeit zur Abtrennung der fasrigen Bestandteile durchgesiebt, in eine Flasche gefüllt und im Kühlschrank aufbewahrt. Von dieser Mischung sollte man über einen Zeitraum von drei Wochen hinweg jeden Abend ein kleines Gläschen trinken – vor oder zum Abendessen. Das Vitamin C aus den Zitronen wirkt als Stoffwechselaktivator. Interessanterweise wird Vitamin C auch als Cofaktor beim Abbau des Cholesterins in Gallensäuren benötigt.

TIPP

Verwenden Sie Knoblauch immer in zerkleinerter Form. So kann Ihr Körper die wertvollen sekundären Pflanzeninhaltsstoffe besser aufnehmen. Zum Neutralisieren des penetranten Knoblauchgeruchs können Sie Petersilienstängel kauen oder auch ein Chlorophyll-Präparat (Apotheke) schlucken. Wem der Knoblauch im Magen-Darm-Trakt Probleme bereitet, der sollte ihn mit dem verdauungsfördernden Ingwer kombinieren.

WEGE DURCH DEN „FETTDSCHUNGEL“

Schon seit Längerem wissen wir, dass Fett nicht gleich Fett ist und wir bei unserer Auswahl auf gute Fette achten sollten. Von grundlegender Bedeutung für uns sind drei verschiedene Fettsorten: Gesättigte Fette wie sie etwa in Fleisch, Milchprodukten, Backwaren und Kokosöl enthalten sind. Unser Körper nutzt sie vorwiegend als Energiespeicher, die er aus Kohlenhydraten selbst herstellen kann. „Dank“ der für unsere Zeit typischen Ernährung nehmen wir sehr viel – und häufig auch zu viel – von diesen Fetten auf, während andere, für uns wichtige Fettsäuren teilweise außen vor bleiben. Gemeint ist die Gruppe der ungesättigten Fette, die nochmals unterteilt wird in einfach und mehrfach ungesättigte Fette (Fettsäuren). Einfach ungesättigte Fettsäuren kommen in bestimmten Pflanzenölen (etwa in Olivenöl) reichlich vor. Sie werden im Körper unter anderem für den Aufbau von Zellmembranen, für das Gehirn und die Herstellung von Stoffwechselprodukten (etwa Hormone) benötigt und wirken entzündungshemmend. Sie sind auch – wie unten näher erläutert – für gesunde Blutfettwerte wichtig. Bei der dritten Fett-Gruppe, den mehrfach ungesättigten Fettsäuren, unterscheiden wir zusätzlich noch zwischen den Omega-3-Fettsäuren und den Omega-6-Fettsäuren. Diese üben eine Reihe wesentlicher Funktionen im Körper aus und sind für unsere Gesundheit unverzichtbar. Sie haben neben anderem (unterschiedlich großen) Einfluss auf den Fettstoffwechsel, den Blutdruck, die Durchblutung und das Risiko für sich in unseren Blutgefäßen – und anderen Körperorganen – entwickelnde Entzündungen. Daher ist ein ausgeglichenes Verhältnis zwischen Omega-3- und Omega-6-Fettsäuren (1:1 bis 1:5) in unserer Nahrung beziehungsweise in unserem Blut besonders wichtig. Omega-3-Fettsäuren haben eine besonders gefäßschützende Wirkung (siehe die folgende Tabelle). Sie stecken vor allem in Kaltwasserfisch (Hering, Lachs, Makrele), in Krill (einer garnelenartigen Krebsart) und in diversen Pflanzenölen (so etwa in Lein- und Rapsöl). Die Omega-6-Fettsäuren finden sich in relativ hohen Konzentrationen in einem breiten Spektrum von Pflanzenölen, wie beispielsweise in Sonnenblumen-, Weizenkeim-, Mais- und Distelöl. Heutzutage mangelt es den meisten Menschen besonders deutlich an den Omega-3-Fettsäuren.

Mögliche Wirkungen von Omega-3- und Omega-6-Fettsäuren auf das Herz-Kreislauf-System

WIRKUNGEN	OMEGA-3-FETTSÄUREN	OMEGA-6-FETTSÄUREN
HDL-Cholesterin	erhöhend	keine nennenswerte Wirkung
Triglyzeride	senkend	keine nennenswerte Wirkung
Blutfluss	verbessernd	verschlechternd
Blutdruck	verbessernd	verschlechternd
Blutklebrigkeit	erniedrigend	erhöhend
Thrombose-Risiko	senkend	erhöhend
Entzündungs-Risiko	senkend	erhöhend

Daher besteht häufig ein ausgeprägtes Missverhältnis zwischen den Omega-3- und den Omega-6-Fettsäuren (1:20 bis 1:25), was sich beispielsweise nachteilig auf den Blutfettspiegel auswirken, das Entzündungsrisiko erhöhen und die grundsätzliche Gesunderhaltung des Herz-Kreislauf-Systems negativ beeinflussen kann.

Omega-3-Fettsäuren senken das Risiko für Herz-Kreislauf-Erkrankungen

Zur gefäßschützenden Wirkung von Omega-3-Fettsäuren (EPA: Eicosapentaensäure; DHA: Docosahexaensäure) liegen jede Menge wissenschaftliche Untersuchungen vor, die älteren, aber auch neueren Datums sind. In der GISSI-Studie von 1999 wurden beispielsweise die Wirkungen von Omega-3-Fettsäuren auf Personen, die bereits einen Herzinfarkt überlebt hatten, untersucht. Die Forscher stellten während des etwa 3,5-jährigen Beobachtungszeitraums fest, dass diejenigen Patienten, die zu ihren üblichen gefäßwirksamen (z. B. Blutdrucksenker, Blutverdünner) Medikamenten zusätzlich die Omega-3-Fettsäuren (EPA/DHA) in Fischölkapseln einnahmen, weniger häufig (um 30% weniger) einen weiteren Herzinfarkt erlitten als diejenigen Probanden, die auf die Fischölkapseln verzichten mussten und dafür ein sogenanntes Scheinpräparat erhielten. Und dieser Effekt trat bereits nach vier Monaten zutage. Bei der GISSI-Studie kam allerdings eine Dosis von 1 Gramm Omega-3-Fettsäuren zur Anwendung – diese Zufuhrmenge würde den Verzehr von mindestens vier (bis sechs) Portionen Kaltwasserfisch pro Woche erfordern, und das über einen längeren Zeitraum. Und in der „Shanghai-Studie", woran mehr als 18 000 Männer teilnahmen, ergab sich bei vermehrter Gabe dieser speziellen „Omegas" eine Senkung der Rate von Herzinfarkten mit tödlichem Ausgang um bis zu 70 Prozent (!) gegenüber der Vergleichsgruppe.

Wer die „fischigen" Fettsäuren regelmäßig zu sich nimmt, so das Ergebnis einer in der anerkannten amerikanischen Zeitschrift *Stroke* („Schlaganfall") publizierten Studie, den trifft auch deutlich seltener „der Schlag". Bei Menschen mit einem Fischkonsum von zwei bis vier Portionen pro Woche nimmt das Risiko – im Vergleich zu den „Fischverächtern"– um etwa 20 Prozent ab. Steht Kaltwasserfisch mindestens fünf Mal wöchentlich auf dem Speiseplan, wird die Gefahr eines Schlaganfalls sogar um etwa 30 Prozent gemindert.

Omega 3: Positive Wirkung auch auf den Insulinstoffwechsel

Untersuchungen und die Auswertungen von Daten aus jüngerer Zeit bestätigen ebenfalls die positive Wirkung der Omega-3-Fettsäuren EPA und DHA auf Herz und Kreislauf. Im Rahmen einer Metaanalyse wurden dabei Daten aus 13 klinischen Studien mit insgesamt etwa 127 000 Teilnehmern ausgewertet. Sie sollten Klarheit darüber schaffen, ob der Einsatz von Omega-3-Fettsäuren das Risiko für Herz-Kreislauf-Erkrankungen und/oder den plötzlichen Herztod beeinflussen kann. Dazu wurden die Raten von Herzinfarkten, Schlaganfällen und Herz-Kreislauf-Erkrankungen mit tödlichem Verlauf dokumentiert und ausgewertet. Es ergab sich ein deutlicher Zusammenhang: Die Anwendung von Omega-3-Fettsäuren bewirkte eine Verringerung des Herzinfarkt-Schlaganfall-Risikos und der Gefahr des plötzlichen Herztods. In einer kürzlich veröffentlichten Metaanalyse, die von verschiedenen nationalen Gesundheitseinrichtungen in Japan durchgeführt wurde, kamen die Forscher zu dem Ergebnis, dass die Omega-3-Fettsäuren EPA und DHA das Risiko für Herz-Kreislauf-Erkrankungen signifikant senken können. Es wurde von einem Anstieg des „guten" HDL-Cholesterins, einer Senkung der erhöhten Triglyzeridwerte, einer Verminderung von Entzündungen sowie einer Verbesserung der Fließeigenschaften des Blutes berichtet. Darüber hinaus ergaben sich bei dieser Auswertung auch Hinweise auf eine positive Beeinflussung des Insulinstoffwechsels durch die langkettigen Omega-3-Fettsäuren. Sie scheinen die Empfindlichkeit der Zellen gegenüber Insulin und die Freisetzung des Insulins in der Bauchspeicheldrüse zu verbessern. Man schloss daraus, dass Omega-3-Fettsäuren der Entwicklung eines Diabetes Typ 2 entgegenwirken können.

Ist die Datenlage einheitlich? Achten Sie auf den Omega-3-Index!

Für Aufsehen sorgte die kürzlich publizierte *Cochrane Metaanalyse*, für die 79 Studien mit insgesamt etwa 112 000 Teilnehmern (mit einer Zufuhrmenge von maximal 1 Gramm Omega-3 pro Tag) ausgewertet worden waren. Hier ließ sich keine beziehungsweise nur eine geringfügige Verminderung des Risikos für Herz-Kreislauf-Erkrankungen beziehungsweise des Todes infolge von Herzerkrankungen beobachten. Bei näherem Hinsehen kam man dann allerdings zu differenzierteren Aussagen. Ein Problem war die Tatsache, dass man keinerlei Ausgangswerte der im Blut vorhandenen Omega-3-Fettsäuren hatte. Zur Feststellung, wie viele Omega-3-Fettsäuren im Blut vorhanden sind und ob ein Mangel vorliegt, wird seit Längerem schon die Erfassung in einem Omega-3-Fettsäure-Index empfohlen. Man bestimmt dabei den prozentualen Anteil der EPA und DHA im Verhältnis zu allen anderen im Blut vorkommenden Fettsäuren (siehe die Formel S. 142). So gilt, dass beispielsweise das Risiko eines plötzlichen Herztods bei einem Omega-3-Fettsäuren-Index von > 8 % um den Faktor 10 geringer ist als bei einem Wert von < 4 %. In einer neueren Auswertung der bekannten *Framingham Herz-Studie* ergab sich für die Gruppe mit dem höchsten Omega-3-Fettsäuren-Index von > 6,8% ein um knapp 40 Prozent reduziertes Risiko, an Herz-Kreislauf-Erkrankungen zu sterben – gegenüber der Gruppe mit dem niedrigsten Index (< 4,2%).

Problematisch in dieser *Cochrane Metaanalyse* ist auch die relativ niedrige Konzentration von nur 1 Gramm/Tag. Die Empfehlung zur Behebung eines Omega-3-Defizits liegt bei 2 bis 4 Gramm langkettiger Omega-3-Fettsäuren (EPA und DHA) pro Tag. Bei einer differenzierteren Betrachtung dieser Auswertung zeigt sich dann auch, dass das Herztod-Risiko durch eine höhere Dosierung der Omega-3 (mindestens 2 Gramm/Tag) deutlich gesenkt werden konnte. Entsprechende Studien haben erbracht, dass mit dieser Zufuhrmenge auch Herzrhythmusstörungen (Vorhofflimmern) entgegengewirkt werden kann.

Wichtig ist auch, dass Omega-3-Fettsäuren zusammen mit einer *fetthaltigen* Mahlzeit zugeführt werden. Es sind mindestens 6 bis 8 Gramm Fett notwendig, nur dann können die Fettsäuren vom Körper gut aufgenommen werden. Wie sich gezeigt hat, ist in diesen Fällen die Omega-3-Aufnahme im Körper wesentlich besser (um bis zum Faktor 13) als bei der Zufuhr im Rahmen einer fettarmen Mahlzeit. Auch diese Zusammenhänge wurden in der *Cochrane Metaanalyse* nicht berücksichtigt.

$$\text{Omega-3-Index (\%)} \quad \frac{\text{EPA (mg/l)} + \text{DHA (mg/l)}}{\text{alle Fettsäuren (mg/l)}}$$

Berechnung des Omega-3-Index

Krillöl – eine besondere Quelle für Omega-3-Fettsäuren

Krillöl ist eine besondere Quelle für Omega-3-Fettsäuren. Es wird aus einer garnelenartigen Krebsart (*Euphausia superba*) gewonnen, die in den kalten Gewässern der Antarktis heimisch ist. Das Besondere am Krillöl: Die hier enthaltenen Omega-3-Fettsäuren sind in eine Struktur mit Phosphat und Cholin eingebunden. Diese Phospholipilde (in der Hauptsache Phosphatidylcholin) sind wasserlöslich und können von unserem Körper besonders gut verwertet werden. Mithilfe von Krillöl lässt sich ein schlechter Omega-3-Fettsäure-Wert daher deutlich rascher anheben als mit derselben Menge an Omega-3-Fettsäuren in Form von Fischöl.

Zudem haben die Phospholipide eine Reihe wichtiger Funktionen in unserem Organismus inne: Sie werden beispielsweise in unsere Zellmembranen eingebaut und sorgen für deren Beweglichkeit, außerdem sind sie Bestandteil der roten Blutkörperchen und damit für die Güte der Fließeigenschaften des Blutes mitverantwortlich. Auch als schützender Baustoff für unsere Nervenzellen und das Gehirn spielen sie eine wesentliche Rolle. Die im Krillöl vorhandenen Phospholipide haben noch einen weiteren positiven

Krillöl bringt den Blutfettspiegel wieder auf Kurs

Obgleich die absolute Menge an DHA und EPA im Krillöl geringer ist als die im Fischöl, bezeugen die aus Studien verfügbaren Daten zur Wirkung des Krillöls auf die Blutfettwerte beziehungsweise die Gesundheit des Herz-Kreislauf-Systems eine gute Wirkung.

Im Rahmen einer kanadischen multizentrischen Studie mit insgesamt 120 Personen, die unter Fettstoffwechselstörungen litten, verglich man den Einfluss von Krillöl mit jenem von Fischöl. Dabei wurden die Zufuhrmengen so gewählt, dass die Konzentrationen von EPA und DHA in etwa vergleichbar waren. (Die Teilnehmer einer weiteren Studiengruppe erhielten nur Placebo.) Die Anwendungsdauer betrug drei Monate. Es zeigte sich, dass Krillöl bezüglich der Senkung des Gesamt- und des LDL-Cholesterins sowie der Triglyzeridwerte mindestens so effizient wirkte wie Fischöl. In anderen Untersuchungen zur Senkung der Triglyzeridwerte erwies sich sogar, dass Krillöl hier besser wirkt als Fischöl. Und auch hinsichtlich der Zunahme des HDL-Cholesterins konnte das Krillöl einen Vorteil verbuchen.

An dieser Stelle möchte ich unbedingt auf den ökologischen Aspekt verweisen: Beim Kauf von Krillöl sollten Sie nicht nur auf gut geprüfte Qualität achten, sondern auch auf Nachhaltigkeit, Fangkontrolle (zulässige Fangquoten) und Ecoharvesting (keine Gefahr für Seevögel, Pinguine etc., kein Beifang von anderen Fischen). Empfehlenswert ist hier beispielsweise das Krillöl oder das Krillöl forte der Fa. Medicom (Bezugsquelle im Anhang).

Aspekt: Das unangenehme Aufstoßen und/oder die typischen Körperausdünstungen, die von der Einnahme des Fischöls herrühren und bekannt sind, bleiben hier aus.

Cholin selbst wird im Körper unter anderem für den Transport der Triglyzeride aus der Leber zu den Zielorganen benötigt. Bei einem Menschen mit einem Cholin-Mangel kann es unter Umständen dazu kommen, dass vermehrt Fett in die Leber eingelagert und der Stoffwechsel dieses Organs sowie der Fettstoffwechsel insgesamt empfindlich gestört werden.

Da sich die garnelenartige Krebsart in erster Linie von kleinen Algen ernährt, enthält das daraus gewonnene Öl natürlicherweise ein besonderes Carotinoid: das Astaxanthin. Dieser rötlich-violette Naturstoff verleiht den Tierchen nicht nur ihre Farbe, sondern betätigt sich im menschlichen Organismus als fantastischer Radikalfänger und wirkt der Oxidation des Cholesterins und anderer Blutfette entgegen.

TIPP

Krill steht am Anfang der Nahrungskette. Daher ist die Krebsart beziehungsweise das daraus gewonnene Öl in der Regel deutlich weniger mit Umweltgiften (etwa Schwermetalle, chlorierte Kohlenwasserstoffe) belastet als die Kaltwasserfische, von denen das Fischöl stammt.

An avocado a day keeps the cardiologist away ...

Die birnenförmige hellgrün bis dunkel gefärbte Avocado ist eine Beerenfrucht aus der Familie der Lorbeergewächse. Sie stammt ursprünglich aus Mittelamerika, wird inzwischen aber in vielen tropischen und subtropischen Gebieten der Welt angebaut. Mit ihrem Energiegehalt von mehr als 230 Kilokalorien pro 100 Gramm besitzt die Avocado einen enormen Nährwert. Die Hauptlast der Kalorien (etwa 70%) stammt von den in der Frucht enthaltenen Fetten. Dabei handelt es sich um „gute“ Fette – zum Großteil um einfach ungesättigte Fettsäuren. Diese sind, wie bereits erwähnt, entzündungshemmend und können auch positive Wirkungen auf die Blutfettwerte entfalten. Zudem gilt die Frucht als extrem ballaststoffreich, wovon wieder die Darmbakterien profitieren und damit auch der von ihnen beeinflusste Fett- und Kohlenhydratstoffwechsel. Die Avocado punktet auch mit „herzschützenden" Mikronährstoffen: Stolze 490 mg Kalium/100 Gramm und 30 mg Magnesium/100 Gramm können sich wirklich sehen lassen, denn Magnesium gilt ja als das „Herzschutzmineral" schlechthin.

Der Mikronährstoff unterstützt die Herzfunktion, schützt das Organ vor stressbedingter Schädigung und beugt Herzrhythmusstörungen vor. Auch Kalium ist für den Herzrhythmus von Bedeutung: Ein Mangel an diesem Mineralstoff kann zu Extraschlägen, Herzstolpern und im schlimmsten Fall zu Kammerflimmern führen. Die Folsäure ist in der Avocado mit beachtlichen 30 Mikrogramm vertreten. Das B-Vitamin haben wir ja bereits im Kapitel über das Homocystein kennengelernt: Die Folsäure ist entscheidend am Abbau dieses gefährlichen Risikofaktors mitbeteiligt (siehe S. 69 ff.).

Eine wissenschaftliche Untersuchung an der Uni Philadelphia (USA) erbrachte Hinweise darauf, dass die Avocado einen positiven Einfluss auf den Gesamt- und den LDL-Cholesterinspiegel sowie auf die Triglyzeridwerte hat. Der Verzehr einer Avocado täglich ließ die Blutfettwerte der Studienteilnehmer signifikant sinken – und zwar in größerem Umfang als eine Vergleichsdiät mit entsprechendem Fettgehalt und Anteil an einfach ungesättigten Fettsäuren.

Die Forscher räumten der Avocado zwar keine „statinähnliche" Wirkung ein, aber sie empfahlen die Frucht als sinnvolle Ergänzung für eine auf den Schutz des Herzens abzielende Ernährung. Wenn man aus der Avocado allerdings die inzwischen auch bei uns sehr beliebte Guacamole zubereitet und sie in Kombination mit Chips und Nachos geniesst, ist der ernährungsphysiologische Wert der „grünen Birne" natürlich wieder dahin. Es empfiehlt sich, die Frucht eher als Zutat für Salate oder als Aufstrich für ein leckeres Vollkornbrot zu nutzen.

TIPP

Avocados boomen. Zu Recht, denn es handelt sich hier tatsächlich um ein sehr gesundes Lebensmittel. In der Kritik steht jedoch häufig die erschreckend schlechte Ökobilanz der Avocado: Der für den Anbau nötige Wasserverbrauch ist immens! Achten Sie beim Einkauf auf biologisch erzeugte (pestizidfreie) Ware mit kürzeren Anlieferungswegen, das heißt, nehmen Sie statt Früchten aus Mexiko lieber welche aus Spanien und kaufen Sie möglichst nachhaltig produzierte Ware aus kleineren landwirtschaftlichen Betrieben (Naturkostladen).

Die Olive – Herzgesundheit aus der Mittelmeerküche

Die mediterrane Ernährung ist ohne Oliven und Olivenöl nicht denkbar. Neben viel Gemüse, etwas Fisch und wenig Fleisch machen diese Lebensmittel einen großen Anteil dieser vielgelobten und -beschriebenen Ernährungsweise aus. Olivenbäume zählen zu den ältesten uns bekannten Nutz- und Heilpflanzen. Das immergrüne, überwiegend im Mittelmeerraum beheimatete Ölbaumgewächs wird bereits seit dem 4. vorchristlichen Jahrtausend kultiviert, so ein Olivenbaum kann Tausende von Jahren alt werden. Aus den kleinen Blüten, die er im Frühling trägt, entstehen die wertvollen Steinfrüchte, die allerdings – wegen ihres hohen Gehalts an Bitterstoffen – roh nicht genießbar sind. Erst durch mehrmaliges Wässern (mit Salz) können diese ausgespült werden und die Oliven ihren Wohlgeschmack entfalten. Oliven bestehen zu etwa 50 bis 70 Prozent aus Wasser und zu etwa 30 Prozent aus Fetten. Dank dieses Fettgehalts liefern die Früchte mit etwa 180 kcal pro 100 Gramm relativ viel Energie, wobei auch in dieser Frucht gesunde Fette stecken. Aus den grünen oder später – im reifen Zustand schwarzbraunen Steinfrüchten wird Olivenöl gewonnen; geschieht dies auf schonende Weise (Kaltpressung ohne Steine, später mehr dazu), ist das Öl gesund und schützt vor allem die Gefäße. Außerdem hat Olivenöl einen günstigen Einfluss auf den Fettstoffwechsel, verbessert den Blutfluss, wirkt dem

Bluthochdruck entgegen und hilft, Entzündungen zu bekämpfen.

Oliven und Olivenöl zugeschriebene Wirkungen auf das Herz-Kreislauf-System

- Förderung der Durchblutung
- Senkung des erhöhten Blutdrucks
- Günstiger Einfluss auf den Cholesterinspiegel
- Schutz vor der Oxidation des LDL-Cholesterins
- Schutz vor Herzrhythmusstörungen
- Entzündungshemmende Wirkung
- Positiver Einfluss auf den Insulinspiegel

„Fette Nachrichten" vom Olivenöl

Die Fettzusammensetzung im Olivenöl ist charakterisiert durch ihren hohen Ölsäure-Anteil (60 bis 80%). Das ist eine einfach ungesättigte Fettsäure, der inzwischen bedeutende gesundheitsfördernde Effekte nachgesagt werden. Die Ölsäure beeinflusst einen erhöhten Cholesterinspiegel günstig und stabilisiert die LDL-Cholesterinpartikel so, dass sie nicht mehr so leicht oxdiert werden können. Mittlerweile hat eine ganze Reihe von Untersuchungen gezeigt, dass die einfach ungesättigten Fettsäuren zur Senkung des erhöhten Gesamt- beziehungsweise LDL-Cholesterinspiegels beitragen. In einer gerade erst publizierten kontrollierten Studie aus den Niederlanden wurde dies erneut bestätigt. An dieser Untersuchung nahmen insgesamt 47 Personen mit Risikofaktoren für die Entwicklung eines metabolischen Syndroms teil. Die Probanden wurden in drei Gruppen eingeteilt: Die erste sollte einer Ernährungsweise folgen, die reich war an gesättigten Fetten, die zweite sollte stattdessen bei Lebensmitteln mit einfach ungesättigten Fettsäuren (EuFS) zulangen. Und die dritte Gruppe praktizierte die Mittelmeerdiät mit ihren charakteristischen Merkmalen: Olivenöl, Gemüse, Fisch, wenig Fleisch, Rotwein. Im Rahmen der Studie wurden insgesamt 162 Laborwerte erhoben, die eine detaillierte Beurteilung der Herzfunktion sowie des Fett- und Kohlenhydratstoffwechsels vor und nach der achtwöchigen Beobachtungszeit erlaubten. Es stellte sich heraus, dass sowohl die EuFS-reiche Ernährung als auch die Mittelmeerdiät die Blutfettwerte deutlich verbesserten und beide beim Cholesterinspiegel und bei einer

Reihe weiterer Untergruppen der Blutfettwerte vergleichbar gut abschnitten. Die Forscher schlossen daraus, dass die einfach ungesättigten Fettsäuren für diese positiven Wirkungen verantwortlich sind, wobei die Mittelmeerdiät den betreffenden Teilnehmern zusätzliche Vorteile (beispielsweise beim Körpergewicht) bescherte.

Was macht das Olivenöl noch besonders?

Oliven und damit auch das Olivenöl bestehen aber nicht nur aus Fetten, sondern auch aus hochinteressanten Bioaktivstoffen, die ebenfalls an der erwähnten herzschützenden Wirkung beteiligt sind und in ihrer Eigenschaft als „Bitterstoffe“ auch für eine geschmackliche Komponente des Olivenöls sorgen. Hier sind vor allem Naturstoffe zu nennen, sie haben chemisch klingende Namen wie etwa Hydroxytyrosol oder auch Oleuropein. Diese zu den Polyphenolen gehörenden Substanzen sind sowohl in den Früchten als auch in den Olivenblättern in hohen Konzentrationen enthalten. Hydroxytyrosol fördert unter anderem die Durchblutung, wirkt der Oxidation des LDL-Cholesterins entgegen und trägt zum Anstieg des HDL-Cholesterins bei. Die Europäische Behörde für Lebensmittelsicherheit (EFSA) machte hierzu im Jahr 2011 folgende Aussage: Die tägliche Aufnahme einer Menge von 5 mg Hydroxytyrosol und seiner Derivate aus nativem Olivenöl trägt dazu bei, die Blutfette vor oxidativem Stress zu schützen. Oleuropein hat einen günstigen Einfluss auf erhöhten Blutdruck, es wirkt entzündungshemmend und ist ein starkes Antioxidans. Außerdem steuert Oleuropein Herzrhythmusstörungen entgegen und verbessert die Durchblutung. Es liegen auch Hinweise für einen positiven Effekt auf den Insulinstoffwechsel vor. Und als wäre das noch nicht genug: In den Oliven und im Olivenöl stecken viele weitere Polyphenole, natürliche Farbstoffe wie Chlorophyll, Carotinoide, Anthocyane, dazu weitere sekundäre Pflanzeninhaltsstoffe, Vitamine, Mineralstoffe und Spurenelemente.

Die Polyphenole im Olivenöl sind an seiner herzschützenden Eigenschaft wohl maßgeblich mitbeteiligt. Im Rahmen einer Metaanalyse hat man die Wirkung von Olivenöl mit einem hohen Polyphenolgehalt mit der eines Öls mit niedrigem Polyphenolgehalt vergli-

Auch die anderen Fettsäuren im Olivenöl sind nicht zu verachten

Im Olivenöl steckt nämlich noch die zweifach ungesättigte Linolsäure, außerdem enthält das Fettgemisch des Olivenöls auch die Palmitinsäure, eine gesättigte Fettsäure. Die Linolsäure ist für unseren Körper essenziell, lebensnotwendig. Er kann sie nicht selbst produzieren und ist deshalb auf die „Zufuhr von außen" angewiesen. Aus der Linolsäure stellt der Körper unter anderem Gewebsstoffe her, die wiederum für den Herzrhythmus, den Blutdruck und die Blutproduktion wesentlich sind. Die Palmitinsäure wird unter anderem als Energielieferant benötigt. Lange Zeit wurde über einen möglichen nachteiligen Einfluss gesättigter Fette auf die Gesundheit und -erhaltung der Blutgefäße diskutiert. Neuere Daten belegen jedoch, dass sich die negative Wirkung langkettiger Fettsäuren, wie der Palmitinsäure, in deutlich engeren Grenzen hält als die mittelkettiger gesättigter Fettsäuren, etwa von Kokosfett.

Wichtig: Im Olivenöl muss auch Vitamin E vorhanden sein, das die oxidationsempfindlichen Fette schützt. Deshalb ist die Qualität des Olivenöls von grundlegender Bedeutung, es sollte kaltgepresst und naturbelassen sein (*extra vergine*). Durch eine Heißpressung (Temperaturen zwischen 60 und 70 Grad Celsius) werden die Fettsäuren und die fettlöslichen Antioxidantien sowie andere Mikronährstoffe im Öl zerstört. Zudem erfolgt die Extraktion in diesem Fall unter Zuhilfenahme von (giftigen) Lösungsmitteln, die wieder verdampft werden müssen. Hierbei wird das Öl über Stunden sehr hoch (bis zu 240 Grad Celsius) erhitzt – der Prozess nennt sich „Raffinieren". Auf diese Weise lassen sich die Chemikalienrückstände zwar vollständig entfernen, aber es gehen dadurch eben auch immer mehr der empfindlichen Fett- und Vitaminstrukturen im Olivenöl kaputt.

chen. Dazu wurden insgesamt 26 wissenschaftliche Studien ausgewertet. Es zeigte sich, dass die Öle mit einem hohen Polyphenolgehalt deutlich besser abschnitten als die Öle mit einem niedrigen Anteil dieser sekundären Pflanzeninhaltsstoffe – sowohl hinsichtlich der Reduzierung erhöhter Blutfettwerte (Senkung des Gesamt-, Anstieg des HDL-Cholesterins) als auch bei der antioxidativen Wirksamkeit. Neben den Fetten sind somit auch die Polyphenole für die gesundheitlichen Vorzüge des Olivenöls mitverantwortlich.

Im Rahmen einer Doppelblindstudie – Teilnehmerinnen waren 41 erwachsene Frauen mit erhöhtem Körperfettanteil – erhielt die eine Gruppe ein fettreiches Frühstück mit 25 ml Sojaöl (Placebogruppe), die andere eines mit der entsprechenden Menge Olivenöl (Qualität extra vergine). Die Anwendungsdauer betrug neun Wochen. Im Ergebnis lag der Körperfettverlust bei den Frauen in der „Olivenöl-Gruppe“ im Vergleich zu denen der Placebogruppe um 80 Prozent höher. Auch der Blutdruck der „Olivenöl-Ladies“ hatte sich verbessert.

TIPP

Nicht alle Olivenöle sind reich an Polyphenol, im Gegenteil: Hier bestehen deutliche Unterschiede. Öle von sehr guter Qualität (extra vergine) mit hohem Polyphenol-Gehalt bekommen Sie beispielsweise bei der Fattoria La Vialla (Bezugsquelle im Anhang).

Der Phytokomplex aus dem wässrigen Bestandteil der Oliven

So ist qualitativ hochwertiges Olivenöl mit all seinen Bioaktivstoffen, Mikronährstoffen (etwa Vitamin E) und wertvollen Fettsäuren ein Naturkomplex mit zahlreichen Nutzen für unsere Gesundheit. Noch interessanter ist allerdings der bei der Ölproduktion anfallende wässrige Anteil, dem man in der Vergangenheit kaum Beachtung geschenkt hat. Inzwischen hat sich jedoch herausgestellt, dass dieser wässrige Teil bei entsprechender Aufbereitung sekundäre Pflanzeninhaltsstoffe in sehr hoher Konzentration enthält. Aus dem wässrigen Bestandteil (Vegetationswasser) von Oliven lässt sich durch einfache mechanische Filtrierung ein Extrakt gewinnen, der besonders reich ist an Polyphenolen (OliPhenolia, La Vialla, Bezugsquelle im Anhang). Die durchschnittliche Polyphenol-Konzentration des Vegetationswassers ergab – im Vergleich zu derselben Menge eines Olivenöls der Qualität extra vergine – eine rund 24-mal so hohe Gesamtkonzentration von Polyphenolen, wobei auch hier das Hydroxytyrosol mengenmäßig „die Nase vorn" hat. Die durchschnittliche Polyphenol-Konzentration in einem hochwertigen Olivenöl beträgt rund 250 mg pro Liter. Das spezielle Olivenvegetationswasser (OliPhenolia) enthält durchschnittlich 6000 mg pro Liter! Das Produkt wird in Einmaldosierungen angeboten (Gläschen), wobei in einem Gläschen die Polyphenolmenge von etwa 300 Gramm frisch geernteten Oliven steckt. Somit ist das Produkt ein besonders qualifizierter Lieferant der gefäß- und herzschützenden Bioaktivstoffe. Übrigens liegen zu diesem Olivenvegetationswasser auch Untersuchungen vor, deren Ergebnisse auf eine krebshemmende Wirkung schließen lassen (mehr dazu erfahren Sie bei La Vialla).

Olivenblatt-Extrakt

Dies ist kein verzehrbares Lebensmittel, sondern ein Extrakt, der in bestimmten Nahrungsergänzungsmitteln zu finden ist. Dennoch ergibt es Sinn, Ihnen den Extrakt mit seinen positiven Eigenschaften hier vorzustellen. Die Anwendung von Olivenblättern hat eine jahrtausendealte Tradition in der Natur- beziehungsweise in der Volksheilkunde. Schon die alten Griechen und Römer behandelten Gesundheitsprobleme mit den Blättern des Olivenbaums – so etwa Lebererkrankungen oder Verdauungsstörungen. Im Olivenblatt-Extrakt sind die Konzentrationen von gefäß- und zellschützenden Polyphenolen besonders hoch. Wie eine Vielzahl von Untersuchungen belegt, kann der Olivenblatt-Extrakt dabei helfen, sowohl erhöhte Blutfettwerte als auch einen erhöhten Blutdruck zu senken. In einer Studie mit 60 Teilnehmern (Patienten mit grenzwertigem Blutdruck) wurde die Anwendung eines Olivenblatt-Extrakts (mit 136 mg Oleuropein, 6 mg Hydroxytyrosol) über eine Dauer von sechs

Wochen getestet, als Vergleich diente eine Kontrolgruppe, die ein Scheinpräparat bekam. Bei den Teilnehmern der „Olivenblatt-Gruppe" ergaben sich, im Vergleich zur Kontrollgruppe, signifikante Abnahmen des Gesamt- und des LDL-Cholesterinspiegels sowie der Triglyzeridwerte. Auch die beiden grenzwertigen Blutdruckwerte ließen sich mithilfe des Olivenblatt-Extrakts deutlich senken. In einer etwas älteren Untersuchung mit Bluthochdruck-Patienten wurde der einen Gruppe über einen Zeitraum von acht Wochen ein Olivenblatt-Extrakt (2 x 500 mg/Tag) verabreicht, der anderen ein Blutdrucksenker (ACE-Hemmer, Captopril). Dabei schnitt der Pflanzenextrakt hinsichtlich seiner blutdrucksenkenden Wirkung genauso gut ab wie das Medikament. Besonders interessant scheint die Anwendung einer Kombination aus Olivenblatt-Extrakt und fermentiertem rotem Reis zu sein. Die Ergebnisse entsprechender Untersuchungen deuten darauf hin, dass diese Kombination eine gute Alternative zu den Statinen abgeben könnte. So wurden im Rahmen einer placebokontrollierten Doppelblindstudie die Effekte einer Kombination aus den beiden Naturstoffen an Probanden mit metabolischem Syndrom untersucht. Ergebnis: Nach achtwöchiger Anwendungsdauer hatte sich das LDL-Cholesterin um 24 Prozent und der Anteil des oxidierten LDL-Cholesterins um 20 Prozent verringert. Darüber hinaus konnten der systolische und der diastolische Blutdruckwert um jeweils 10 mmHg gesenkt werden. Diese Effekte waren – im Vergleich mit der Placebogruppe – beträchtlich.

Polymeal statt Polypill

In der Polypille sind – wie bereits auf Seite 92 ff. ausführlich dargestellt – verschiedene Arzneistoffe zusammengefasst, mit dem Ziel, mehrere vorhandene Herz-Kreislauf-Risikofaktoren (Fettstoffwechselstörung, Bluthochdruck, verminderte Durchblutung) gleichzeitig zu therapieren. Man verspricht sich hiervon bessere Wirkungen, eine bessere Verträglichkeit und eine Erhöhung der Lebenserwartung. Einen ähnlichen Ansatz verfolgt das „Polymeal", ein Konzept, das sich stark an die mediterrane Ernährung anlehnt. Auch hiervon erhofft man sich eine längere Lebensdauer – aufgrund der vorbeugenden Wirkung gegen Herz-Kreislauf-

Erkrankungen. Frauen sollen durch die Polymeal-Ernährung knapp fünf Jahre Lebenszeit „dazubekommen", Männer sogar rund 6,5 Jahre. Diese Zahlen beruhen auf Evaluationen mathematischer Modelle sowie von Lebenserwartungstabellen und Auswertungen von Studien zu diesem Thema. Die Basis dieses Ernährungskonzepts bildet eine pflanzenbetonte, polyphenolreiche Kost (siehe die folgende Übersicht). Wird diese Ernährungsweise langfristig korrekt umgesetzt, lässt sich – so die Wissenschaftler – das Risiko für eine Herz-Kreislauf-Erkrankung um etwa 75 Prozent reduzieren. Wer sich allerdings nicht genau an die Vorgaben hält und Lebensmittel austauscht oder weglässt, muss mit Einbußen beim zu erzielenden positiven Effekt rechnen. So soll zum Beispiel allein das Gläschen Rotwein eine Senkung des Herz-Kreislauf-Risikos um 32 Prozent bringen. Auch Rotwein ist (im Gegensatz zum Weißwein) polyphenolreich, hier spielt das Resveratrol in den roten Trauben eine besondere Rolle. Dieser Inhaltsstoff stellt die Blutgefäße weit, fördert so die Durchblutung und trägt damit zur Normalisierung des Blutdrucks bei. Zudem beeinflusst dieser Naturstoff den Fettstoffwechsel günstig und dämmt Entzündungen ein. Doch bitte Vorsicht: Das soll auf keinen Fall ein Freibrief für den Konsum größerer Rotwein-Mengen sein! Die positive Wirkung ist definitiv an den moderaten Konsum gebunden. Ein Polymeal liefert durchschnittlich 1 600 kcal und unter anderem 110 Gramm Fett. Leider besteht dabei – und das ist die offizielle Kritik an dieser speziellen Ernährungsform – die Gefahr der Gewichtszunahme. Hier ist es sicher sinnvoll, zusätzlich ausreichend Sport zu treiben und sich überhaupt viel körperliche Bewegung zu verschaffen, denn solche Aktivitäten stärken ja bekanntlich ebenfalls das Herz- und Blutkreislauf-System.

Polymeal: Adaptierte Empfehlungen (ca.) für den täglichen Verzehr von Lebensmitteln

- 400 Gramm Obst und Gemüse
- 2 bis 3 Gramm Knoblauch
- 70 Gramm Mandeln
- 30 Gramm Bitterschokolade (mindestens 70% Kakaoanteil)
- 1 kleines Glas Rotwein (150 ml)
- Fisch: vier Portionen à 115 Gramm pro Woche

ANHANG

REZEPTE

MANGO-PORRIDGE

Zutaten für 2 Portionen:

- 80 g Vollkornhaferflocken
- 400 ml Mandeldrink
- 1 Prise Salz
- 1 TL Vanillepulver
- 1 Mango
- 1 EL Zitronensaft
- 1 Kiwi
- 30 g Walnusskerne

Zubereitung:

1. Haferflocken, Mandeldrink, Salz und Vanillepulver in einen Topf geben. Alles aufkochen und bei geringer Hitze quellen lassen. Zwischendurch umrühren. Sobald der Brei dickflüssig ist, in eine Schüssel füllen und lauwarm abkühlen lassen.
2. Die Mango aufrecht stellen, das Fruchtfleisch an beiden Seiten vom Kern abschneiden und die Schale abziehen. Das Fruchtfleisch würfeln und mit dem Zitronensaft beträufeln. Die Kiwi schälen und ebenfalls würfeln. Das Obst mischen und auf zwei Schalen verteilen.
3. Das Porridge auf dem Obst anrichten. Die Walnusskerne grob hacken und darüberstreuen.

PRO PORTION:
450 kcal, 10 g Eiweiß, 17 g Fett, 58 g Kohlenhydrate, 10 g Ballaststoffe

VOLLWERTMÜSLI MIT DUNKLER SCHOKOLADE

Zutaten für 2 Portionen:

30 g Vollkornhaferflocken
20 g Amaranth
20 g Haselnüsse, gehackt
2 Bananen
400 g Vollmilchjoghurt
2 TL Flohsamenschalen
½ TL Zimtpulver
30 g Bitterschokolade (mindestens 80% Kakaoanteil), fein gehackt

Zubereitung:

1. Haferflocken, Amaranth und Nüsse mischen. Die Bananen schälen, in Scheiben schneiden und dazugeben. Joghurt und Flohsamenschalen verrühren. Mit Zimt abschmecken.
2. Die Müslimischung auf zwei Schälchen verteilen und den Joghurt darübergeben. Mit der fein gehackten Schokolade bestreuen.

PRO PORTION:
500 kcal, 16 g Eiweiß, 23 g Fett, 49 g Kohlenhydrate, 11 g Ballaststoffe

BEERENQUARKSPEISE MIT KNUSPERTOPPING

Zutaten für 2 Portionen:

- 20 g Roggenflocken
- 20 g Mandelblättchen
- 20 g Kokosraspel
- 200 g Erdbeeren
- 200 g Heidelbeeren
- 100 g Himbeeren
- 300 g Magerquark *oder* Sojaquark
- 100 g Vollmilchjoghurt
- 2 EL Orangensaft
- 1 EL Ahornsirup

Zubereitung:

1. Roggenflocken, Mandelblättchen und Kokosraspel in einer beschichteten Pfanne ohne Fett kurz rösten. Herausnehmen und abkühlen lassen.
2. Die Beeren waschen, verlesen oder putzen, Erdbeeren je nach Größe halbieren oder vierteln. Alles mischen. Quark, Joghurt, Orangensaft und Ahornsirup verrühren. Abschmecken. Die Beeren unterheben. Die Knuspermischung darauf anrichten.

PRO PORTION:
440 kcal, 28 g Eiweiß, 15 g Fett, 36 g Kohlenhydrate, 13 g Ballaststoffe

TIPP

Anstelle der frischen Beeren kann man auch Tiefkühlware verwenden, die gefrorenen Beeren aber vorher auftauen lassen.

VOLLKORNBROT MIT BASILIKUMFRISCHKÄSE

Zutaten für 2 Portionen:

- 120 g Frischkäse mit Joghurt
- 2 EL Basilikum, gehackt
- 1 TL Flohsamenschalen
- 1 Knoblauchzehe
- Pfeffer
- 200 g Kirschtomaten
- 1 rote Zwiebel
- einige Blätter Endiviensalat
- 4 Scheiben Vollkornbrot

Zubereitung:

1. Frischkäse, Basilikum und Flohsamenschalen verrühren. Die abgezogene Knoblauchzehe dazupressen. Alles gut verrühren. Die Kirschtomaten waschen und halbieren. Die Zwiebel schälen und in feine Ringe schneiden. Die Salatblätter verlesen, waschen und etwas zerpflücken.
2. Die Brotscheiben mit dem Frischkäse bestreichen. Tomatenhälften, Zwiebelringe und Salatblätter darauf verteilen.

PRO PORTION:
400 kcal, 14 g Eiweiß, 11 g Fett, 54 g Kohlenhydrate, 14 g Ballaststoffe

MEHRKORNBRÖTCHEN MIT LACHSCREME UND EI

Zutaten für 2 Portionen:

- 1 Ei
- 100 g Räucherlachs
- 2 Sardellenfilets
- 1 TL eingelegter rosa Pfeffer
- 100 g Vollmilchjoghurt
- 30 g Frischkäse mit Joghurt
- 1 EL Meerrettich, gerieben
- Salz, Pfeffer
- 100 g Salatgurke
- 4 Vollkornbrötchen

Zubereitung:

1. Das Ei hart kochen. Den Lachs in feine Streifen schneiden. Die Sardellenfilets kurz abspülen, trocken tupfen und hacken. Die Pfefferkörner grob hacken. Joghurt, Frischkäse, Meerrettich, Sardellenfilets und Pfefferkörner verrühren. Den Lachs untermischen. Mit wenig Salz und Pfeffer abschmecken.
2. Das Ei pellen und in Scheiben schneiden. Salatgurke schälen und in Scheiben schneiden. Die Brötchenhälften mit der Lachscreme bestreichen und die Eischeiben darauflegen. Die Gurke dazuessen.

PRO PORTION:
440 kcal, 28 g Eiweiß, 15 g Fett, 36 g Kohlenhydrate, 13 g Ballaststoffe

MITTAGSGERICHTE

FENCHEL-RISOTTO MIT GERÖSTETEN NÜSSEN

Zutaten für 2 Portionen:

20 g Walnusskerne, grob gehackt
1 kleine Fenchelknolle
100 g Zuckerschoten
1 Schalotte, geschält, fein gewürfelt
1 Knoblauchzehe, fein gewürfelt
1 EL Rapsöl
150 g Vollkornrisottoreis
Ca. 500 ml Gemüsebrühe
30 g Parmesan, frisch gerieben
Salz, Pfeffer
1 EL Saft und 1 EL Schalenabrieb von einer Bio-Zitrone

Zubereitung:

1. Die gehackten Walnusskerne in einer beschichteten Pfanne ohne Fett rösten. Beiseitestellen. Den Fenchel waschen, putzen, dabei das Fenchelgrün aufheben. Die Knolle vierteln und in Streifen hobeln. Die Zuckerschoten waschen und halbieren.
2. Die Schalotte und den Knoblauch im heißen Öl glasig dünsten. Den Reis dazugeben und ebenfalls andünsten. Etwas Brühe dazugießen und einkochen lassen. Das Gemüse untermischen. Die restliche heiße Brühe nach und nach unter Rühren dazugießen und immer wieder nachgießen.
3. Wenn der Reis noch leichten Biss hat, den Käse untermischen. Das Risotto mit Salz, Pfeffer, Zitronenschale und -saft abschmecken. Mit den Walnüssen und dem Fenchelgrün bestreuen.

PRO PORTION:
550 kcal, 15 g Eiweiß, 24 g Fett, 64 g Kohlenhydrate, 6 g Ballaststoffe

TIPP

Anstelle des Fenchels schmeckt das Risotto auch mit Brokkoli. Dafür 200 g Brokkoli putzen, waschen, in Röschen teilen und 5 Minuten in Salzwasser garen. Herausnehmen und zum Schluss unter das fertige Risotto mischen.

GEMÜSEAUFLAUF MIT GRAUPEN

Zutaten für 2 Portionen:

75 g Gerstengraupen
Salz, Pfeffer
1 große Zucchini
1 Paprikaschote
250 g braune Champignons
1 Zwiebel
1 Knoblauchzehe
3 Zweige Thymian
1 EL Rapsöl
Chiliflocken
50 g Bergkäse
100 g Sahne
1 Ei
1 EL Petersilie, gehackt

Zubereitung:

1. Den Backofen auf 200 °C (Ober-/Unterhitze, 180 °C Umluft) vorheizen. Die Gerste in gesalzenem Wasser etwa 20 Minuten kochen.
2. Die Zucchini und die Paprikaschote putzen, waschen und in Scheiben bzw. in Würfel schneiden. Die Champignons putzen, trocken abreiben und in Scheiben schneiden. Die Zwiebel und die Knoblauchzehe schälen und fein würfeln. Den Thymian waschen, trocken tupfen und die Blättchen abzupfen.
3. Das Öl erhitzen und das vorbereitete Gemüse darin etwa 5 Minuten anbraten. Zwiebel, Knoblauch und Thymian dazugeben und weitere 2 Minuten braten. Mit Salz, Pfeffer und Chili würzen.
4. Die Graupen in ein Sieb abgießen und abtropfen lassen. Das Gemüse und die Graupen in einer Auflaufform vermengen. Den Käse reiben. Sahne, Käse und Ei verrühren. Mit Salz und Pfeffer abschmecken. Den Guss auf dem Auflauf verteilen. Im Ofen auf der mittleren Schiene etwa 15 Minuten überbacken.

PRO PORTION:
530 kcal, 23 g Eiweiß, 32 g Fett, 35 g Kohlenhydrate, 7 g Ballaststoffe

SPINAT-PIZZA MIT GRANATAPFELKERNEN

Zutaten für 2 Portionen:

1 Packung tiefgefrorener Blattspinat (300 g)
220 g Dinkelmehl (Type 630)
½ Päckchen Trockenbackhefe
Salz, Pfeffer
125 ml Wasser, lauwarm
1 Zwiebel, fein gewürfelt
1 Knoblauchzehe, fein gewürfelt
Chiliflocken
Muskat
3 EL Ajvar *oder* passierte Tomaten
100 g Mozzarella, light
50 g Schafskäse
50 g Granatapfelkerne

Zubereitung:

1. Den Spinat nach Packungsanweisung auftauen lassen. Mehl, Hefe, ½ TL Salz und das lauwarme Wasser zu einem glatten Teig verkneten. Eine Kugel daraus formen und abgedeckt an einem warmen Ort etwa 30 Minuten gehen lassen.
2. Den Spinat zerpflücken und grob hacken. Die Zwiebel und den Knoblauch unter den Spinat mischen. Mit Salz, Pfeffer, Chili und Muskat abschmecken.
3. Den Backofen auf 230 °C (Ober-/Unterhitze, 210 °C Umluft) vorheizen. Den Teig auf einem gefetteten Backblech (auf etwa 2 Dritteln des Blechs) dünn ausrollen und mit dem Ajvar oder den passierten Tomaten bestreichen. Den Spinat darauf verteilen. Den Mozzarella und den Schafskäse in kleine Würfel schneiden und darüberstreuen. Die Granatapfelkerne darauf verteilen. Im Ofen etwa 10 Minuten backen.

PRO PORTION:
610 kcal, 31 g Eiweiß, 13 g Fett, 86 g Kohlenhydrate, 9 g Ballaststoffe

TIPP

Wer mag, streut nach dem Backen noch einige Granatapfelkerne über die Pizza. Das macht sie noch fruchtiger.

LACHSFILET MIT BULGUR-TOMATENGEMÜSE

Zutaten für 2 Portionen:

100 g Instant-Bulgur
Salz, Pfeffer
250 g Kirschtomaten
2 Lauchzwiebeln
1 Stück Ingwer (10 g)
1 Paprikaschote
2 EL Rapsöl
½ TL Currypulver
2–3 EL Gemüsebrühe
300 g Lachsfilet ohne Haut
1 Zweig Rosmarin
1 Zweig Thymian
1–2 TL Saft und 1–2 TL Schalenabrieb von einer Bio-Limette

Zubereitung:

1. Den Bulgur in gesalzenem Wasser nach der Packungsanweisung zubereiten.
2. Die Tomaten waschen und je nach Größe halbieren oder vierteln. Die Lauchzwiebel putzen, waschen und in Ringe schneiden. Den Ingwer schälen und fein hacken. Die Paprikaschote putzen, waschen, in Streifen schneiden und in 1 EL Öl andünsten. Lauchzwiebel und Ingwer dazugeben, andünsten. Mit dem Currypulver bestäuben und mit der Brühe ablöschen. Die Tomaten dazugeben und das Gemüse etwa 10 Minuten dünsten.
3. Das Lachsfilet waschen, trocken tupfen und in 2 Stücke schneiden. Mit Salz und Pfeffer würzen und im restlichen heißen Öl etwa 6 Minuten braten. Die Kräuter mitbraten.
4. Den Bulgur mit einer Gabel auflockern, unter das Gemüse mischen und mit Salz, Pfeffer, Limettenschale und -saft abschmecken. Das Lachsfilet darauf anrichten.

PRO PORTION:
590 kcal, 37 g Eiweiß, 28 g Fett, 43 g Kohlenhydrate, 9 g Ballaststoffe

ASIA-HÜHNCHEN MIT KORIANDER-MÖHREN

Zutaten für 2 Portionen:

300 g Hähnchenbrustfilet
1 Stück Ingwer (10 g), fein gehackt
1 Knoblauchzehe, fein gehackt
2 EL Reisessig, 1 EL Sojasauce
Chiliflocken
100 g Vollkornreis
Salz
300 g Möhren
1 Lauchzwiebel
75 tiefgefrorene Erbsen
1 EL Rapsöl, 4–5 EL Gemüsebrühe
10 g Cashewkerne
50 g Granatapfelkerne
1 EL Koriander, gehackt

Zubereitung:

1. Das Hähnchenbrustfilet waschen, trokken tupfen und in breite Streifen schneiden. Reisessig oder Sherry, Sojasauce, Ingwer, Knoblauch und Chili verrühren. Die Marinade über das Fleisch geben. Abgedeckt etwa 30 Minuten marinieren.
2. Den Reis in leicht gesalzenem Wasser nach Packungsanweisung garen. Die Möhren und die Lauchzwiebel putzen, waschen und in feine Streifen schneiden.
3. Das Fleisch aus der Marinade nehmen, abtropfen lassen und in dem heißen Öl 3 Minuten anbraten. Das vorbereitete Gemüse dazugeben und kurz mitbraten. Die Erbsen untermischen. Die Marinade und die Brühe dazugeben und etwa 5 Minuten garen. Abschmecken.
4. Den Reis abgießen. Die Cashewkerne und die Granatapfelkerne untermischen. Den Koriander unterziehen. Das Asia-Hühnchen noch einmal abschmecken.

PRO PORTION:
540 kcal, 45 g Eiweiß, 11 g Fett, 58 g Kohlenhydrate, 9 g Ballaststoffe

TIPP

Statt Reisessig kann man auch Sherry oder Sherryessig verwenden.

TOFU MIT KNUSPERKRUSTE UND ROTE-BETE-SALAT

Zutaten für 2 Portionen:

300 g Tofu,
1 Knoblauchzehe
2 EL Olivenö,
2 EL Limettensaft
Majoran, getrocknet
300 g Rote Bete, gegart
1 Apfel
50 g Babyspinat
1 Schalotte
2 EL Weißweinessig
Salz, Pfeffer
2 EL Schnittlauchröllchen
20 g Walnusskerne, gehackt
1 EL Vollkorn-Haferflocken

Zubereitung:

1. Den Tofu in Scheiben schneiden. Die Knoblauchzehe schälen und hacken.
   1 EL Olivenöl, Limettensaft, ½ TL Majoran und Knoblauch verrühren, über den Tofu geben und abgedeckt etwa 45 Minuten marinieren.
2. Die Rote-Bete-Knollen in dünne Scheiben schneiden (Vorsicht, der Saft macht krasse Flecken!). Den Apfel schälen, vierteln, entkernen und in dünne Spalten schneiden. Den Spinat waschen. Die Schalotte schälen und fein würfeln. Alle Zutaten (außer dem Spinat) gut vermischen. Essig, Salz, Pfeffer, restliches Öl und Schnittlauch verrühren. Über den Salat geben.
3. Die Walnusskerne mit den Haferflocken mischen und die Tofuscheiben darin wälzen. In einer beschichteten Pfanne bei geringer Hitze etwa 4 Minuten braten.
4. Den Spinat unter den Salat mischen, abschmecken und mit dem Tofu anrichten.

PRO PORTION:
450 Kalorien, 29 g Eiweiß, 26 g Fett, 31 g Kohlenhydrate, 8 g Ballaststoffe

TIPP

Anstelle des Tofus schmeckt auch Schafskäse.

BULGURSALAT MIT PAPRIKA UND OLIVEN

Zubereitung:

1. Den Bulgur in gesalzenem Wasser nach Packungsanweisung garen. Abkühlen lassen.
2. Die Paprikaschote putzen, waschen und in kleine Würfel schneiden. Die Gurke schälen und würfeln. Die Tomaten waschen und in kleine Stücke schneiden. Das Gemüse und die Oliven unter den abgekühlten Bulgur mischen.
3. Zitronensaft, Salz, Pfeffer, Senf und Öl verrühren. Die Kapern unterrühren. Das Dressing über den Salat geben. Abschmecken. Die Petersilie untermischen. Die Peperoni darauf anrichten.

Zutaten für 2 Portionen:

120 g Bulgur
Salz, Pfeffer
1 Paprikaschote
250 g Salatgurke
100 g Tomaten
40 g schwarze Oliven
3 EL Zitronensaft
1 TL mittelscharfer Senf
2 EL Olivenöl
1 TL Kapern
2 EL Petersilie, gehackt
4 milde eingelegte Peperoni

PRO PORTION:
390 kcal, 8 g Eiweiß, 15 g Fett, 49 g Kohlenhydrate, 12 g Ballaststoffe

LINSEN-MÖHRENSALAT MIT GERÄUCHERTER FORELLE

Zutaten für 2 Portionen:

- 200 g Möhren
- 2 Stangen Staudensellerie
- 100 g Berglinsen *oder* Rote Linsen
- Salz, Pfeffer
- ½ Bund Radieschen
- 1 Schalotte
- 50 g Rucola
- 50 g Feldsalat
- 2 EL Weißweinessig
- 1 EL Gemüsebrühe
- 1 TL körniger Senf
- 1 TL flüssiger Honig
- 2 EL Rapsöl
- 250 g geräucherte Forellenfilets

Zubereitung:

1. Die Möhren und den Staudensellerie putzen, waschen und in feine Stücke schneiden. Die Linsen in gesalzenem Wasser nach der Packungsanweisung kochen. Die Möhren und den Sellerie 2 Minuten mitgaren. Abgießen und abtropfen lassen.
2. Die Radieschen putzen, waschen und in dünne Scheiben schneiden. Die Schalotte schälen und fein würfeln. Den Rucola und den Feldsalat verlesen, waschen und gut trocken schleudern.
3. Alle Salatzutaten mischen. Essig, Brühe, Senf, Pfeffer, Honig und Öl verrühren. Über den Salat geben und alles gut vermischen. Abschmecken. Die Forellenfilets grob zerteilen und darauf anrichten.

PRO PORTION:
470 kcal, 40 g Eiweiß, 15 g Fett, 37 g Kohlenhydrate, 10 g Ballaststoffe

ASIATISCHER NUDELSALAT MIT PUTE

Zutaten für 2 Portionen:

- 75 g Glasnudeln
- Salz, Pfeffer, Chiliflocken
- 300 g Brokkoli
- 2 Lauchzwiebeln
- 75 g Shiitake-Pilze
- 1 Putenschnitzel (200 g)
- 2 EL Sesamöl
- 3–4 EL Gemüsebrühe
- ½ Bio-Limette, Schalenabrieb und Saft
- 1 EL Sojasauce, ½ TL Kurkuma
- 1 Stück Ingwer (10 g), fein gehackt
- 1 kleine Knoblauchzehe, fein gehackt
- 30 g Erdnusskerne, gehackt
- 1 EL Koriander, gehackt

Zubereitung:

1. Die Glasnudeln nach der Packungsanweisung in gesalzenem Wasser garen.
   Abgießen und abtropfen lassen.
2. Den Brokkoli putzen, waschen, in kleine Röschen teilen und in gesalzenem Wasser etwa 5 Minuten kochen. Abgießen und abtropfen lassen. Die Lauchzwiebeln putzen, waschen und in feine Ringe schneiden.
3. Die Pilze waschen, putzen und je nach Größe halbieren oder vierteln. Das Putenschnitzel waschen, trocken tupfen, in dünne Streifen schneiden und diese in 1 EL heißem Sesamöl etwa 4 Minuten braten. Die Pilze dazugeben und weitere 2 Minuten braten. Mit Salz, Pfeffer und Chili würzen. Herausnehmen.
4. Alle vorbereiteten Zutaten gut vermengen. Gemüsebrühe, Limettenschale und -saft, Sojasauce, Kurkuma, etwas Salz, Pfeffer und das restliche Öl verrühren. Ingwer und Knoblauch unterziehen. Über den Salat geben. Abschmecken. Die Erdnusskerne und den Koriander unter den Salat mischen.

PRO PORTION:
450 kcal, 34 g Eiweiß, 19 g Fett, 44 g Kohlenhydrate, 8 g Ballaststoffe

TIPP

Wer keine Shiitake-Pilze bekommt, kann auch Champignons verwenden.

ZUCCHINI-SANDWICH

Zutaten für 2 Portionen:

1 Zucchini
100 g Schafskäse
200 g Tomaten
4 Scheiben Vollkornbrot
Salz, Pfeffer
einige Basilikumblättchen
40 g schwarze Oliven

Zubereitung:

1. Die Zucchini putzen, waschen und in sehr feine Scheiben hobeln. Den Schafskäse in Scheiben schneiden. Die Tomaten waschen, in Scheiben schneiden und dabei die Stielansätze entfernen.
2. Zwei Brotscheiben mit Schafskäse und Tomate belegen. Mit etwas Salz und Pfeffer würzen. Einige Basilikumblättchen und die Zucchinischeiben darauf verteilen und mit den übrigen Brotscheiben belegen. Etwas zusammendrükken und – wer Lust hat – diagonal halbieren. Die Oliven dazuessen.

PRO PORTION:
470 kcal, 19 g Eiweiß, 17 g Fett, 52 g Kohlenhydrate, 13 g Ballaststoffe

ANHANG

BEZUGSQUELLEN
REGISTER

BEZUGSQUELLEN UND ADRESSEN FÜR DIE GENANNTEN PRODUKTE

Kontaktdaten der Autorin:
Mehr unter www.prof.drmdoell.de

Phytokomplex zur Gewichtsreduktion und Verbesserung der Körpersilhouette (FiguraLibra):
NatuGena GmbH
Münchner Str. 149
85051 Ingolstadt
Telefon: 0841 938 932 00
www.natugena.de

Medizinisch relevante Probiotika:
Institut AllergoSan
Pharmazeutische Produkte Forschungs- und Vertriebs GmbH
Gmeinstraße 13, 8055 Graz, Austria
Tel: +43 (0)316 405 305 80
Fax: +43 (0)316 405 305 20
www.allergosan.net
www.omni-biotic.com

Fermentierter roter Reis:
MEDA Pharma GmbH & Co. KG |
a Mylan Company
Benzstraße 1
61352 Bad Homburg v. d. Höhe
Telefon 0800/63324636
www.medapharma.de

Oliven, Olivenöl, OliPhenolia:
Fattoria La Vialla
Via di Meliciano 26
52029 Castiglion Fibocchi, AR Italien
Tel. +39 0575 477720
www.oliphenolia.it
und www.lavialla.it
fattoria@lavialla.it

Kurkumin
Cellavent Healthcare GmbH
Am Trippelsberg 43
40589 Düsseldorf
Tel.: +49 (0) 211/78 17 69 87
Fax.: +49 (0) 211/78 17 69 81
www.cellavent.de
info@cellavent.de

Krillöl, Omega-3-Fettsäuren:
Medicom Pharma GmbH
Feringastr. 4
85774 Unterföhring
Tel.: (gebührenfrei innerhalb Deutschlands):
0800/50 400 50
Fax: (gebührenfrei innerhalb Deutschlands):
0800/73 777 00
Telefon (international Calls):
+49 (0)5041/78-0
E-Mail: info@Medicom-pharma.de
www.medicom.de

Bergamotte-Artischocke-Cholin (Kapseln)

Raab Vitalfood GmbH
Rudolf-Diesel-Str. 10
85296 Rohrbach
Tel: +49 (0)8442/9563 0
Fax: +49 (0)8442/9563 48
www.raabvitalfood.de

Vitalpilze

Hawlik Gesundheitsprodukte GmbH
Gewerbestraße 8
82064 Straßlach
Kostenlose Hotline für Deutschland: 0800/74 59 74 6
Kostenlose Hotline europaweit: 00800/74 59 74 67
Mo-Fr 8:00 bis 17:30 Uhr
Telefon: +49 (0)8170/9959 0
Fax: +49 (0)8170/9959 250
E-Mail: info@pilzshop.de
www.pilzshop.de
www.vitalpilze.de

Spezielle Laboruntersuchung auf die Statinverträglichkeit/ -unverträglichkeit

Ganzimmun Diagnostics AG
Hans-Böckler-Str. 109-111
55128 Mainz
Tel. +49 (0)6131/72050
E-Mail: info@ganzimmun.de
www.ganzimmun.de

WEITERFÜHRENDE LITERATUR

Weiterführende Literatur finden Sie unter: www.suedwest-verlag.de/cholesterin

REGISTER

IMPRESSUM

3. Auflage 2024

PROJEKTLEITUNG: Hannes Frisch

REDAKTION: Claudia Fritzsche

COVERGESTALTUNG: *zeichenpool, München, unter Verwendung eines Motivs von shutterstock/Foxys Forest Manufacture

LAYOUT, SATZ & DTP: www.layer-cake.de, Jürgen Kiermeier, Glonn

DRUCK UND BINDUNG: Pixartprinting, Lavis

Printed in Italy

Penguin Random House Verlagsgruppe FSC® N001967

FSC www.fsc.org MIX Papier | Fördert gute Waldnutzung FSC® C147178

ISBN: 978-3-517-09843-2